Roberto Piumini · Quint Buchholz

Matti und der Großvater

Roberto Piumini

Matti und der Großvater

Mit Bildern von Quint Buchholz

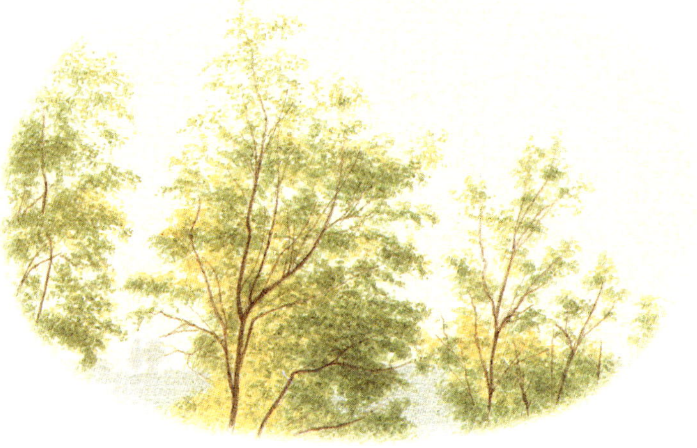

Aus dem Italienischen von Maria Fehringer

Carl Hanser Verlag

Die Originalausgabe erschien 1993 unter dem Titel
Mattia e il nonno bei Einaudi Ragazzi in Triest

3 4 5 98 97 96 95

ISBN 3-446-17569-5

Satz: Fotosatz Reinhard Amann, Aichstetten
Lithos: Photolitho AG, Gossau/Zürich
Druck und Bindung: Appl, Wemding
Printed in Germany

Für alle, die mit Kindern reden

1

Der Großvater lag im Bett; er war sehr blaß und dünn und schwach.

Um ihn herum standen Mama, Papa, zwei Onkel, sechs Enkelkinder und ein paar Freunde der Familie. Alle weinten oder fingen an zu weinen oder hatten gerade damit aufgehört, bis auf den jüngsten Enkel, der sieben Jahre alt war und Matti hieß.

Einige schauten den Großvater an, der die Augen geschlossen hatte und so langsam atmete, daß sich sein Brustkorb kaum bewegte. Einige schauten seine knochigen, reglosen Hände an, die fast so weiß wie das Leintuch waren. Einige schauten die Bettkante an, über die ein roter Fransensaum hing. Einige hatten die Augen geschlossen und schauten in das Dunkel hinter ihren Augenlidern.

Matti schaute eine Fliege an, die genau über dem Großvater an der Zimmerdecke krabbelte und nicht zu wissen schien, wo sie hin sollte. Sie krabbelte dahin und dorthin, vor und zurück; vielleicht hatte sie etwas sehr Kleines verloren und suchte es gerade.

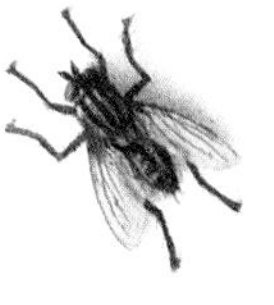

Matti dachte, daß etwas, das für eine Fliege sehr klein war, für ein Kind winzig klein sein mußte, und noch viel kleiner für einen Erwachsenen. Vielleicht war das winzig kleine Ding, das die Fliege gerade suchte, von der Zimmerdecke herabgefallen, so wie alle Dinge fallen, bis auf die Fliegen, die sich mit kleinen Haken festhalten. Das hatte der Großvater mal erzählt. Matti dachte außerdem, daß das winzig kleine Ding, wenn es von der Zimmerdecke herabgefallen war, genau auf dem Großvater gelandet sein mußte. Und er dachte, daß jenes winzig kleine Ding den Großvater womöglich zwickte. Und daß, wenn er wüßte, wo es den Großvater zwickte, er ihn kratzen würde; denn es sah ganz so aus, als könnte sich der Großvater nicht selber kratzen.

2

Während Matti so dachte, drehte der Großvater den Kopf zu ihm hin und rief ihn beim Namen.

»Matti.«

Die anderen rührten sich nicht – vielleicht weil der Großvater sie nicht gerufen hatte. Es schien, als hätten sie nicht mal bemerkt, daß der Großvater gesprochen hatte.

»Ja, Großvater?« sagte Matti, der gerade wieder den Kopf gehoben hatte, um die Fliege anzuschauen, und ihn nun senkte, um zu antworten. Er dachte, der Großvater werde ihm sagen, wo er gekratzt werden wollte. Doch der Großvater sagte:

»Gehen wir spazieren?«

Matti schaute sich um. Vielleicht weil der Großvater nur ihn eingeladen hatte, rührten sich Mama und Papa, die Schwestern, Onkel und Cousinen und auch die anderen nicht, und sie sagten auch nichts und schauten weiter den Großvater an, oder seine Hände, oder die Bettdecke, oder das Dunkel ihrer Tränen. Das alles war ein wenig seltsam, doch nicht unmöglich, da es ja vor seinen Augen geschah.

»Stirbst du denn nicht gerade, Großvater?« fragte Matti.

»Wer sagt das?« antwortete der Großvater und hob eine Hand, um sich an der Nasenspitze zu kratzen.

»Alle«, sagte Matti und deutete mit dem Kopf auf die im Kreis um das Bett Stehenden.

»Sie scherzen«, sagte der Großvater.

»Wirklich?«

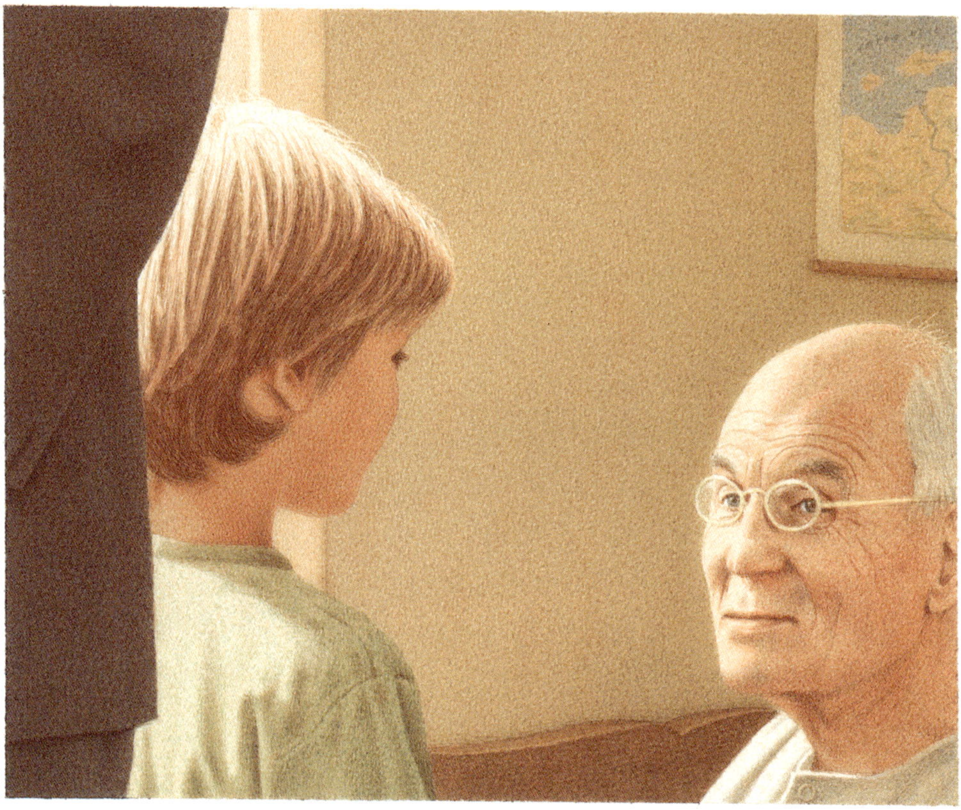

Matti schaute noch einmal die Verwandten an, die mit unveränderter Miene dastanden, reglos und still.

»Sie sehen sehr ernst aus, Großvater«, sagte er und mußte lachen.

»Tja«, sagte der Großvater lächelnd. »Weil sie nicht wissen, daß sie scherzen.«

Er richtete sich auf und rückte an die Bettkante.

»Also, gehen wir?«

»Wohin, Großvater?«

»Spazieren. Machen wir einen kleinen Ausflug, so wie wir es gerne tun.«

»Was soll ich Mama sagen?«

Matti schaute sie an: Sie hatte die Augen geschlossen, und ihr Hals zitterte.

»Wenn wir leise sind, merkt es niemand«, sagte der Großvater und stellte die Füße auf den Teppich.

Tatsächlich merkte niemand etwas.

»Bleiben wir lange weg?« fragte Matti und spähte zu Papa hinüber, der die Fransen an der Bettdecke anschaute.

»Ich weiß nicht«, sagte der Großvater. »Bei kleinen Ausflügen weiß man nie, wie lange sie dauern. Aber nimm den Pullover mit, vielleicht wird es windig.«

Er stand auf und nahm Matti an der Hand.

Großvaters Hand war knochig, warm und trocken. Nach Mamas Gesicht war es das, was Matti am liebsten berührte.

»Gehn wir«, sagte er, als stammte die Idee spazierenzugehen von ihm.

Sie gingen zur Tür, während alle anderen das Bett anschauten.

Einer der Onkel putzte sich mit einem komischen Geräusch die Nase. Eine von Mattis Schwestern stieß einen langen Seufzer aus.

Matti selbst spähte über die Schultern zur Zimmerdecke, um zu sehen, ob die Fliege immer noch suchte. Aber sie war nicht mehr da.

Der Großvater öffnete die Tür, leise, wie um niemanden zu wecken.

3

Draußen war kein Flur, keine Treppe, keine Haustür, keine Straße und keine Stadt.

Links war eine große Ebene mit vielen Wiesen, und rechts war ein Fluß, der friedlich dahinplätscherte.

Matti und der Großvater standen am linken Ufer.

»Das ist das linke Ufer, stimmt's, Großvater?« sagte Matti.

»Meinst du?« sagte der Großvater und nahm ihn, ohne sich umzudrehen, etwas fester an der Hand. »Woher weißt du das?«

»Papa hat es mir erklärt.«

»Und woher weiß man, daß man am linken Ufer ist?«

Matti holte tief Luft und sagte:

»Man muß sich mit dem Rücken zum Berg stellen.«

Der Großvater drehte sich um und sagte:

»Wir haben aber keine Berge hinter uns.«

»Das sagt man so«, sagte Matti. »Es bedeutet, daß man sich mit dem Rücken in die Richtung stellen muß, aus der das Wasser kommt, verstehst du? So wie wir jetzt stehen.«

»Ich verstehe. Der Fluß entspringt also irgendwo hinter uns in den Bergen, wie dies alle Flüsse tun.«

»Natürlich«, sagte Matti feierlich. »Kein Fluß entspringt im Meer.«

»Gut, und weiter?« fragte der Großvater.

»Wenn man mit dem Rücken zum Berg steht, so wie wir jetzt – was nicht heißt, daß dort wirklich Berge sein müssen –, dann ist es leicht«, sagte Matti. »Das Ufer, das links liegt, ist das linke, und das Ufer, das rechts liegt, ist das rechte. Hast du verstanden?«

»Ja, es ist einfach«, sagte der Großvater.

»Wir stehen am linken Ufer, und das dort drüben ist das rechte«, sagte Matti sicherheitshalber. »Verstanden?«

»Verstanden«, sagte der Großvater. »Dann gehen wir also in Richtung Meer, stimmt's?«

Matti dachte einen Augenblick nach.

»Genau«, sagte er.

Es folgte ein tiefes, wissendes Schweigen.

»Und der Fluß, weiß der das?« sagte der Großvater.

»Was?«

»Weiß der Fluß, daß dies sein linkes Ufer ist?«

Matti lachte.

»Keine Ahnung! Vielleicht ist es ihm egal. Wir können ihn ja fragen.«

Und Matti fragte den Fluß, ob er wisse, daß dies sein linkes Ufer sei und das andere das rechte. Aber der Fluß gab keine Antwort und rauschte ruhig weiter.

4

Auf der anderen Seite des Flusses, am rechten Ufer, stand ein Pferd.

»Schau!« sagte der Großvater.

Es war ein weißes Pferd und schien sehr groß zu sein. Es weidete am Ufer und bewegte langsam seinen Schweif hin und her.

»Gefällt es dir?« fragte der Großvater und hielt die freie Hand über die Augen, um besser über das Geglitzer des Flusses hinwegsehen zu können.

»Und ob es mir gefällt!« sagte Matti. »Aber der Fluß ist dazwischen.«

Er schaute das Pferd auf ganz eigene Weise an, indem er ein Auge zukniff und mit dem anderen zwischen den Spitzen des Zeigefingers und des Daumens durchspähte, so, als hielte er das Tier winzig klein in der Hand. Dann ließ er die Hand des Großvaters los und bildete mit beiden Händen ein Fernrohr: Jetzt erschien das Pferd wieder größer.

»Wir sollten ihm einen Namen geben«, sagte der Großvater. »Wer weiß, vielleicht begegnen wir ihm einmal.«

Sie probierten Namen für das Pferd aus. Aber wie viele sie auch nannten, keiner paßte.

»Bianco?«

»Hhmm ... Schneeweiß?«

»Hhmm ... Großschweif?«

»Hhmm ... Pegasus?«

»Was heißt Pegasus, Großvater?«

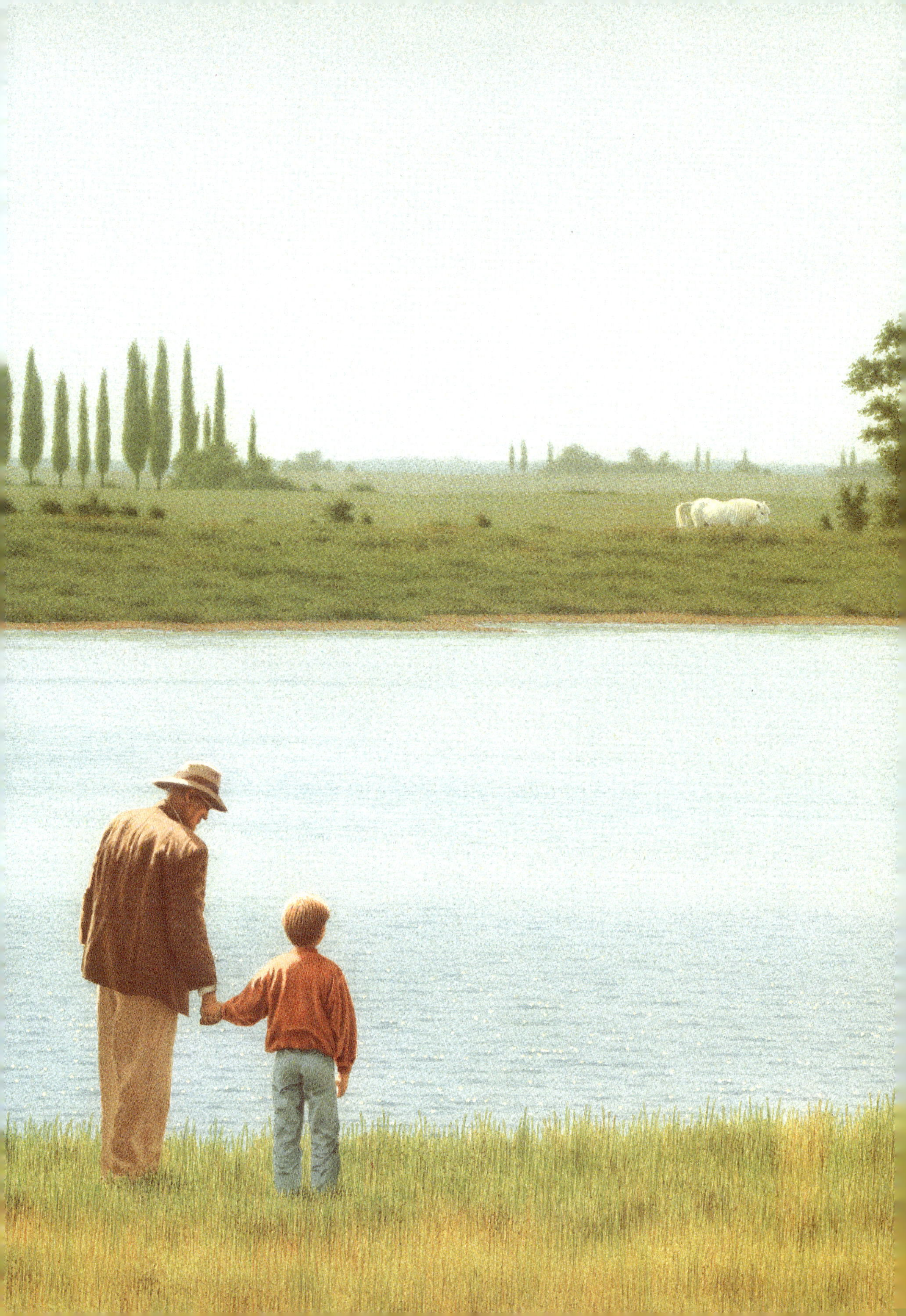

Und der Großvater erzählte Matti die Geschichte vom geflügelten Pferd Pegasus.

»Eine schöne Geschichte«, sagte Matti, als sie zu Ende war. »Aber der Name kommt mir doch nicht ganz passend vor.«

Sie probierten noch eine Weile, dann sagten sie nichts mehr und schauten den Fluß an.

Das Pferd hatte sich inzwischen ein wenig vom Ufer entfernt, nach rechts, flußaufwärts. Hin und wieder, so, als spürte es die Blicke von Matti und dem Großvater, hob es den Kopf, verharrte kurz und schaute in ihre Richtung. Die Mähne fiel schwer über seinen Hals. Dann fing es wieder zu weiden an.

»Wie gefällt dir Halunke?« fragte Matti.

»Gut«, sagte der Großvater.

»Dann nennen wir es Halunke.«

Sie gingen weiter, Richtung Meer, und hin und wieder drehte sich Matti um und schaute das Pferd an.

»Wenn es aber schon einen Namen hat, wie kann es dann auch noch Halunke heißen?« sagte er mit einem Mal.

»Die Namen werden immer von Menschen gegeben«, sagte der Großvater. »Wenn wir ihm den Namen Halunke geben, dann heißt es auch Halunke.«

»Dann sind wir also ein wenig seine Herren, wenn wir ihm einen Namen geben«, sagte Matti. »Und es gehört ein wenig uns, stimmt's?«

»Ja«, sagte der Großvater.

Matti blieb vor Freude stehen, drehte sich um, legte die Hände an den Mund und rief dem Pferd zu:

»Du heißt Halunke! Halunke! Ciao, Halunke! Hast du verstanden? Haluuunke?«

Das Pferd auf der anderen Seite des Flusses hob den weißen Kopf. Der Schweif richtete sich auf und blieb einen Augenblick lang stehen.

»Bravo! So gehört es sich! Halunke!« schrie Matti und lief am Ufer auf und ab.

Das Pferd senkte den Kopf wieder zum Gras hinunter.

»Es hat mich gehört, stimmt's?« sagte Matti, als er zum Großvater zurückkam, der ihm die Hand entgegenstreckte.

»Ich glaube auch«, sagte der Großvater. »Pferde haben gute Ohren.«

5

Ein zwei Meter breiter Kanal zweigte vom Fluß ab und schlängelte sich durch die grünen Felder zu ihrer Linken. Der Weg, auf dem sie gingen, führte an ihm entlang, und so gingen sie neben ihm her. Er war nicht sehr tief, die Wasserpflanzen wurden von der Strömung nach vorne gebogen, und auf halber Höhe schwammen ruhig die Fische.

»Ich fange welche!« sagte Matti, dann drehte er sich zum Großvater um. »Kann ich welche fangen?«

»Wie willst du sie denn fangen?«

»Mit den Händen!«

»Da muß man geschickt sein. Versuch es!«

Matti machte einen Freudensprung und legte sich flach ans Ufer. Schweigend lag er und schaute in das grüne Wasser. Der Großvater setzte sich neben ihn und schaute ihm, ebenfalls schweigend, zu.

Plötzlich fuhr Matti mit einer Hand ins Wasser, daß es hochspritzte bis zu seinen Haaren, aber den Fisch fing er nicht. Er versuchte es gleich noch einmal, aber wieder ohne Erfolg.

Daraufhin änderte er seine Taktik, nahm beide Hände und hielt sie reglos ins Wasser, daß sie aussahen wie Algen. Er wartete, bis ein Fisch in die Nähe kam, und versuchte ihn zu fangen; doch der Fisch entwischte wie ein grüner Schatten in den Kanal.

»Es klappt nicht, Großvater.«

»Versuch's noch mal.«

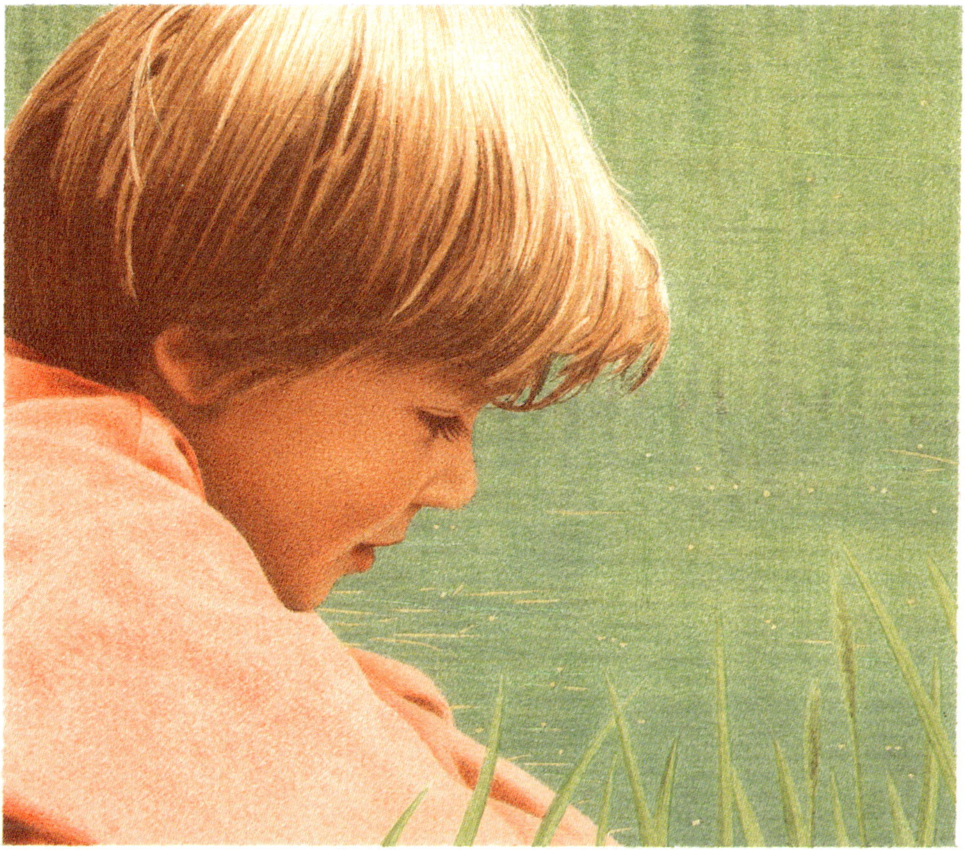

Matti versuchte es weiter, fing aber wieder keinen Fisch, und allmählich wurde ihm kalt an den Händen.

»Machen wir es anders«, sagte der Großvater.

Er zog sich die Schuhe und Strümpfe aus, ließ sie paarweise nebeneinander am Ufer zurück und stieg langsam und vorsichtig ins Wasser.

»Du wirst ganz naß, Großvater!«

»Ich werde auch wieder trocken«, antwortete der Großvater und stellte sich mit gegrätschten Beinen und dem Rükken zur Strömung in die Mitte des Kanals.

»Kommst du?« sagte er zu Matti. »Die Sonne ist stark, wir werden schnell wieder trocken sein. Du wolltest doch Fische fangen, oder?«

Flink schnürte sich Matti die Schuhe auf und schlüpfte aus den Strümpfen.

»Soll ich auch die Hose ausziehen?« fragte er.

»Nein, die brauchen wir zum Fischen«, sagte der Großvater.

Matti fröstelte, als er in das kühle, strömende Wasser stieg.

»Stell dich hierher, so wie ich«, sagte der Großvater und rückte ein wenig nach rechts, um ihm Platz zu machen. Matti grätschte, wie er, die Beine.

»Und jetzt, Großvater?«

»Jetzt fischen wir.«

»Im Stehen?«

»Je ruhiger wir stehen, desto besser. Wir müssen nur die Hosentaschen aufhalten, so.«

Der Großvater hielt die Hosentaschen auf, indem er sie mit den Fingern nach außen zog, und Matti machte es ihm nach. Er spürte, wie ihm das Wasser über die Beine strich, über die Schenkel und die Stelle, wo die Wirbelsäule aufhört.

»Das Wasser kitzelt!« sagte er.

»Mich auch«, sagte der Großvater, und beide lachten.

Plötzlich spürte Matti, daß sich in seiner linken Hosentasche etwas bewegte.

»Großvater, ich hab einen!«

»Dann mach die Tasche zu!«

Matti machte die Tasche zu, und drinnen bewegte sich etwas und kitzelte ihn noch mehr als das Wasser.

»Ich hab auch einen«, sagte der Großvater.

»Er ist riesig!« sagte Matti, als er von außen die Tasche abtastete, die sich bewegte und blähte.

»Meiner ist auch nicht schlecht«, sagte der Großvater.

»Kann ich ihn rausholen?« fragte Matti.

»Ja, aber vorsichtig! Halt die Tasche mit einer Hand, fahr mit der anderen hinein und schieb nach und nach den Stoff zurück. Sonst ist er weg.«

Der Großvater und Matti, beide bis zum Bauch im Wasser, steckten langsam ihre Hand in die Tasche. Matti spürte etwas Kaltes, Glitschiges und Schweres, das zitterte. Er bekam ein wenig Angst, machte aber weiter. Behutsam umfaßte er den Fisch und zog ihn aus der Tasche; er war nicht so groß, wie Matti gedacht hatte, aber er hatte eine wunderschöne Farbe.

»Schau, Großvater!«

»Laß ihn im Wasser, sonst stirbt er«, sagte der Großvater, während er aus seiner Tasche einen Fisch zog, der noch etwas kleiner war als der von Matti.

Sie hielten die Fische vorsichtig unter Wasser fest.

»Und jetzt?« fragte Matti.

»Willst du ihn nicht essen?« fragte der Großvater.

»Ihn essen?«

»Normalerweise fischt man, um etwas zu essen zu haben«, sagte der Großvater.

Matti schaute den Fisch an, der sich nicht mehr viel bewegte, so, als wäre er müde. Nur hin und wieder zuckte der Schwanz zwischen seinen Fingern.

»Ich hab aber keine Lust auf Fisch«, sagte er. »Ich will ihn nicht essen.«

Er schaute den Großvater an, und plötzlich hatte er ein seltsames Gefühl: als ob der Großvater irgendwie anders wäre. Aber er war nicht anders; er war immer noch der Großvater.

»Ich will meinen auch nicht essen«, sagte der Großvater. »Wir könnten sie auch gar nicht braten, wir haben keine Pfanne dabei.«

»Dann lassen wir sie frei!« sagte Matti.

»Gute Idee«, sagte der Großvater und öffnete die Hände; ein dunkler Schatten flitzte zu den schlingernden Gräsern am Grund und verschwand.

Auch Matti ließ seinen Fisch frei, der wieder quicklebendig wurde, kaum daß die Hände sich geöffnet hatten; einen halben Meter entfernt aber hielt er zaghaft an, so, als könnte er nicht glauben, daß er frei war.

»Los, Libero!« sagte Matti. »Er heißt Libero, mein Fisch!«

Der Fisch flitzte blitzschnell davon, der Strömung nach.

»Fischen wir weiter?« fragte der Großvater.

»Nein, wir haben genug gefischt«, antwortete Matti.

Tropfnaß stiegen sie aus dem Kanal, zogen die Hosen aus und legten sie in die Sonne.

»Hat dir das Fischen gefallen?« fragte der Großvater.

»Sehr«, antwortete Matti.

Er schaute in den Kanal, ob er Libero entdecken konnte; aber unter den Fischen, die er sah, erkannte er ihn nicht wieder.

»Um Wale zu fangen, müßte man riesige Taschen haben!« sagte er gedankenverloren. »Wie die Taschen der Clowns im Zirkus!«

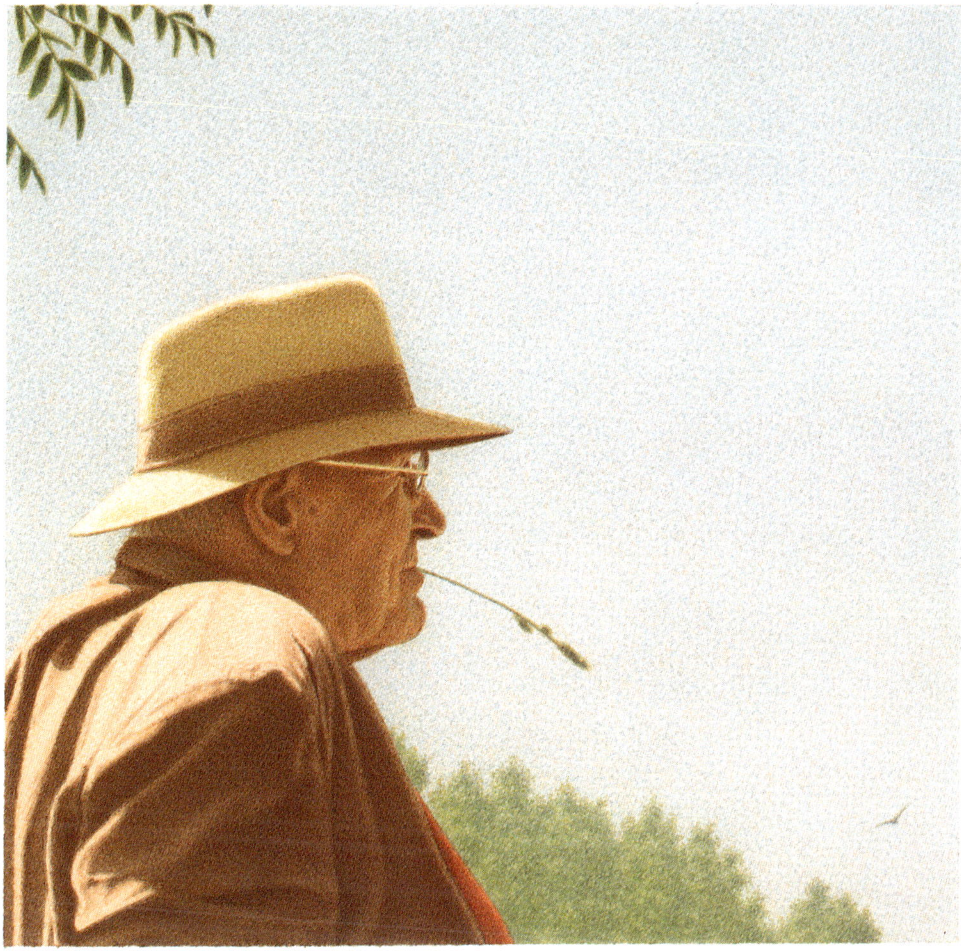

Der Großvater sagte nichts. Er hatte einen Grashalm zwischen den Lippen und schaute den Kanal an.

Matti schaute den Großvater an und hatte wieder jenes seltsame Gefühl; aber er wußte nicht, was der Grund dafür war.

6

Ein Stück weiter war eine Weggabelung. Links ging die Straße geradeaus, den Kanal entlang; rechts führte sie über einen Steg und dann am Fluß entlang, wenn auch ein wenig vom Ufer entfernt.

»In welche Richtung gehen wir, Großvater?« fragte Matti.

»Ich weiß nicht«, antwortete der Großvater. »Entscheide du.«

Matti schaute die beiden Straßen an. Ihm gefiel die eine, die geradeaus ging, aber auch die andere mit der Brücke, die in der Nähe des Flusses blieb.

»Mir gefallen alle beide, Großvater. Ich kann mich nicht entscheiden«, sagte er. »Werfen wir eine Münze?«

»Einverstanden«, sagte der Großvater, steckte eine Hand in die Tasche und holte zwei Münzen hervor.

»Welche wollen wir werfen?«

Matti nahm die beiden Münzen und schaute sie an. Sie waren beide schön. Die eine hatte auf der einen Seite ein Schiff und auf der anderen eine Getreideähre. Auf der anderen war auf einer Seite ein Rad und auf der anderen ein bärtiger Männerkopf.

»Ich weiß nicht, welche Münze ich wählen soll, Großvater«, sagte Matti. »Mir gefallen alle beide.«

»Aber welche mehr?« fragte der Großvater.

Matti schaute die Münzen noch einmal an, drehte sie von der einen auf die andere Seite und wählte dann die mit dem Schiff.

»Gut«, sagte der Großvater. »Jetzt müssen wir noch klären, welche Straße wir nehmen, wenn die Ähre kommt, und welche, wenn das Schiff kommt.«

»Ich kann mich nicht entscheiden, Großvater«, sagte Matti und drehte die Münze zwischen den Fingern.

»Denk gut nach. Es wird schon eine Möglichkeit geben, wie du dich klug entscheiden kannst.«

Matti dachte und schaute, dann sagte er:

»Machen wir es so: Wenn das Schiff kommt, gehen wir nach links, denn das ist die Straße am Wasser. Kommt die Ähre, gehen wir nach rechts, denn die Straße rechts führt durch die Felder.«

»Sehr gut«, sagte der Großvater. »Wirf!«

Doch mitten im Ausholen hielt Matti inne.

»Ich brauche die Münze nicht mehr werfen, Großvater«, sagte er.

»Wie das?«

»Ich hab mich so entschieden, welche Straße wir nehmen.«

»Welche?«

»Die mit der Brücke.«

»Gut.«

»Willst du wissen, warum, Großvater?«

»Willst du's mir sagen?«

»Ja.«

»Warum hast du die Straße mit der Brücke gewählt?«

»Weil die am Kanal sich zu weit vom Fluß entfernt. Die mit der Brücke führt, obwohl sie durch die Felder geht, zum Fluß hin, siehst du.«

»Richtig. Und du willst in der Nähe des Flusses bleiben?«
»Ja, Großvater.«
»Gut.«
»Willst du wissen, warum?«
»Willst du's mir sagen?«
»Ja.«
»Warum also?«
»Weil auf der anderen Seite des Flusses Halunke ist.«
»Aber eben auf der anderen Seite.«
»Ja. Aber irgendwo wird es eine Brücke geben, stimmt's?«
»Ja, das denke ich auch«, sagte der Großvater. »Hier ist eine kleine, über den Kanal. Irgendwann werden wir auf eine große stoßen, über den Fluß.«

Sie nahmen den Weg über die Brücke und gingen durch die Wiesen.

Matti spielte mit den zwei Münzen, und jedesmal, wenn er den Großvater anschaute, hatte er jenes seltsame Gefühl.

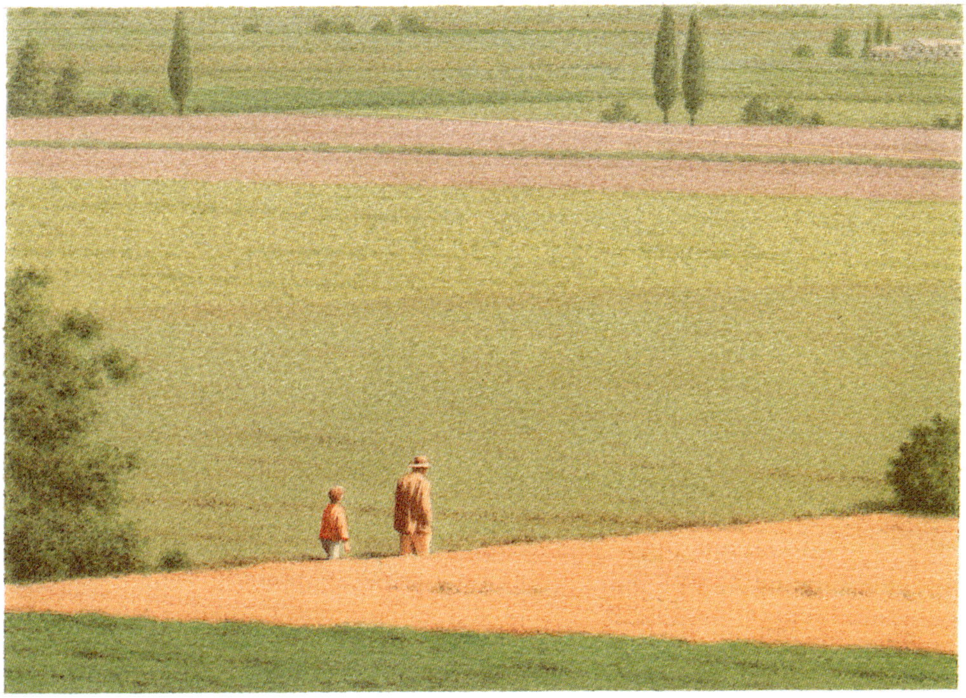

7

Ein paar Kilometer weiter war ein Dorf: Man sah die Häuser und den Glockenturm. Die Straße durch die Felder führte geradewegs zu ihm hin. Der Fluß auf der Rechten war näher gekommen, wenn auch nicht ganz so nah wie früher. Aber am anderen Ufer war kein weißes Pferd zu sehen.

»Großvater, vielleicht gibt es im Dorf eine Brücke«, sagte Matti.

»Vielleicht.«

Plötzlich blieb Matti stehen. Er wußte mit einem Mal, was das seltsame Gefühl zu bedeuten hatte: Der Großvater kam ihm kleiner vor. Nicht viel, aber ein wenig war er geschrumpft.

»Was ist, Matti?«

Matti dachte, daß er das nicht sagen dürfe, um den Großvater nicht zu erschrecken.

»Nichts, Großvater. Mir ist ein Steinchen in den Schuh gekommen.«

»Als Kind habe ich, wenn ich müde war, auch immer gesagt, daß mir ein Steinchen in den Schuh gekommen ist.«

»Ich bin nicht müde, Großvater.«

»Dann ist es wirklich ein Steinchen, und man muß es herausholen«, sagte der Großvater und ging weiter in Richtung Dorf.

Matti schaute ihn von hinten aufmerksam an.

Er sah, daß der Großvater wirklich kleiner geworden war. Früher hatte er ihm bis an den Hosengurt gereicht, erinnerte er sich; jetzt reichte er viel höher hinauf.

Matti war ein wenig besorgt, aber nicht sehr, denn er sah, daß es dem Großvater ausgezeichnet ging und er munter dahinschritt. Und im Grunde war es ihm nicht unangenehm, daß der Großvater ein bißchen kleiner geworden war; so mußte er weniger weit hinaufschauen, wenn er mit ihm sprach.

Er merkte, daß auch die Kleider des Großvaters kleiner geworden waren.

Um so besser, dachte Matti. Sonst würden sie ihm am Leib schlottern, und er würde was merken.

Der Großvater drehte sich um.

»Hast du das Steinchen herausgeholt?« fragte er.

»Nein«, sagte Matti.

»Warum nicht?«

»Ich hab nachgedacht. Ich hol's gleich, Großvater.«

Der Großvater ging weiter, ohne sich noch einmal umzudrehen. Und Matti, der gar kein Steinchen im Schuh hatte, bückte sich, zog sich den Schuh vom Fuß und schüttelte ihn verkehrt herum aus. So, schien ihm, war die Lüge etwas weniger schlimm.

8

Das Dorf war nicht so klein, wie es aus der Ferne erschienen war. Sie gingen geradewegs auf den Glockenturm zu.

Der Großvater blieb stehen und schaute in die Höhe.

»Von dort oben muß man eine schöne Aussicht haben«, sagte er. »Und vielleicht kann man sehen, ob es eine Brücke über den Fluß gibt.«

»Gehen wir hinauf, Großvater?« fragte Matti. Er war noch nie auf einem Glockenturm gewesen.

»Wir werden sehen«, sagte der Großvater.

Sie näherten sich dem Turm, und je näher sie kamen, desto höher ragte der Turm in den Himmel. Neben dem Eingang stand ein Tischchen, und an dem Tischchen saß ein Mann mit einer Schirmmütze.

»Kann man den Turm besteigen?« fragte der Großvater.

»Wenn man bezahlt, ja«, antwortete der Mann.

Der Großvater kramte in seinen Taschen und sagte:

»Ich habe kein Geld mehr. Hast du welches, Matti?«

Matti dachte, er werde die zwei Münzen finden, aber als er sie suchte, fand er sie nicht.

»Nein, auch nicht«, sagte er, den Tränen nahe.

»So kommt heraus, daß du eine Lüge erzählt hast«, sagte der Großvater und lachte.

Dann drehte er sich zum Turmwächter um und fragte:

»Kannst du Mora spielen?«

»Ich bin der Beste im Dorf«, antwortete der Wächter.

»Dann spielen wir eine Partie«, sagte der Großvater.

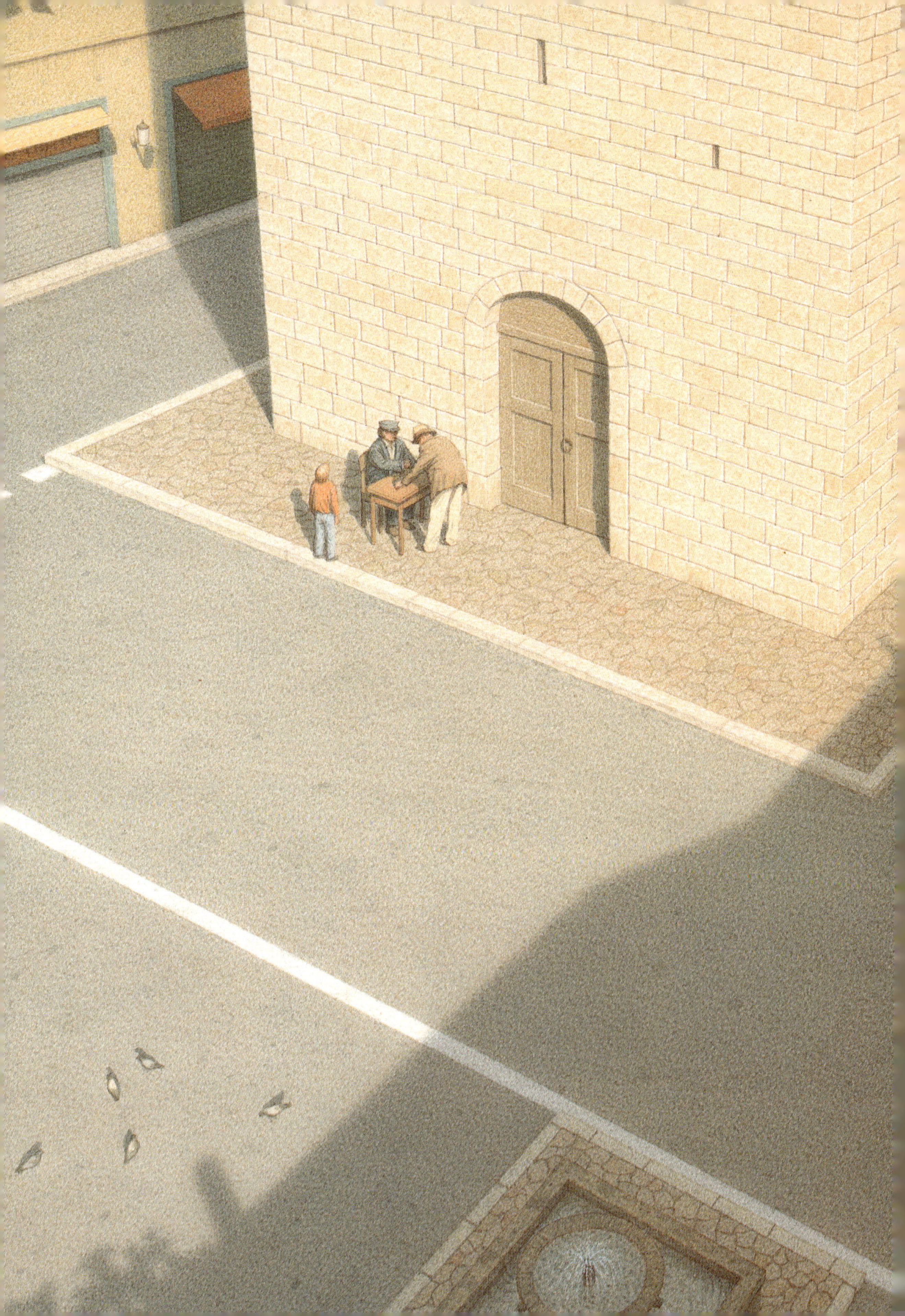

»Wenn ich gewinne, läßt du uns umsonst auf den Turm. Verliere ich, bekommst du meine Krawatte, die aus Seide ist.«

Der Wächter schaute die Krawatte an und faßte sich an den offenen Hemdkragen.

»Einverstanden«, sagte er.

Sie spielten. Matti schaute ihnen zu, verstand aber nichts, denn es ging alles sehr schnell: Sie schleuderten die Hände offen oder zur Faust geballt auf das Tischchen und stießen dabei seltsame kurze Wörter aus, halb Zahlen, halb Schreie. Mit der linken Hand, die auf der Tischplatte lag, zählten sie die Punkte.

Matti stand mit offenem Mund da. Er hatte den Großvater noch nie Mora spielen sehen, aber er schien darin außerordentlich gut zu sein. Er sah, daß der Großvater hin und wieder aufblickte und dem Wächter ins Gesicht schaute, der jedoch die Augen nicht von seinen Händen ließ.

Schließlich war die Partie zu Ende.

»Du spielst gut«, sagte der Wächter zum Großvater. »Du hast gewonnen.«

»Aber knapp«, sagte der Großvater. »Es hat nicht viel gefehlt, und ich hätte das Nachsehen gehabt.«

»Also gut, geht schon hinauf«, sagte der Wächter und öffnete die Tür zum Turm.

Drinnen war es dunkel und kühl, und es roch nach Schimmel und altem Gemäuer.

Der Großvater drehte sich um und nahm Matti an der Hand. Man konnte fast nichts sehen.

»Warten wir ein paar Minuten«, sagte der Großvater. »Dann sehen wir besser.«

9

Nach und nach erkannten sie eine Treppe, die aus Holz war und steil anstieg.

»Geh du voran«, sagte der Großvater. »Ich komme hinterher.«

»Du hast Angst, daß ich falle, stimmt's?« sagte Matti und blieb, die eine Hand am Geländer, stehen.

»Ja«, sagte der Großvater.

»Und wenn du fällst?«

»Du hast recht«, antwortete der Großvater. »Wie machen wir es dann? Nebeneinander können wir nicht hinauf, dazu ist es zu eng.«

»Machen wir es so«, sagte Matti, »ein Stück gehst du voran und ein Stück ich, und wer hinten ist, paßt gut auf, wohin er seinen Fuß setzt.«

So stiegen sie hinauf, langsam und vorsichtig, und auf jedem Treppenabsatz wechselten sie einander ab. Durch die Schießscharten sahen sie, je höher sie stiegen, die Dächer des Dorfes immer tiefer unten.

Als sie oben ankamen, hatten sie rote Gesichter und keuchten. Aber es wehte ein so frischer Wind, daß sie sich gleich wieder wohl fühlten.

Die Aussicht war großartig: unter ihnen die roten Dächer der Häuser mit den schmalen Gassen; etwas weiter ein kleiner Platz mit bunten Markisen; und rings um das Dorf die grünen und gelben Felder und Wiesen mit einfachen Schotterstraßen dazwischen. Der Fluß glänzte wie ein

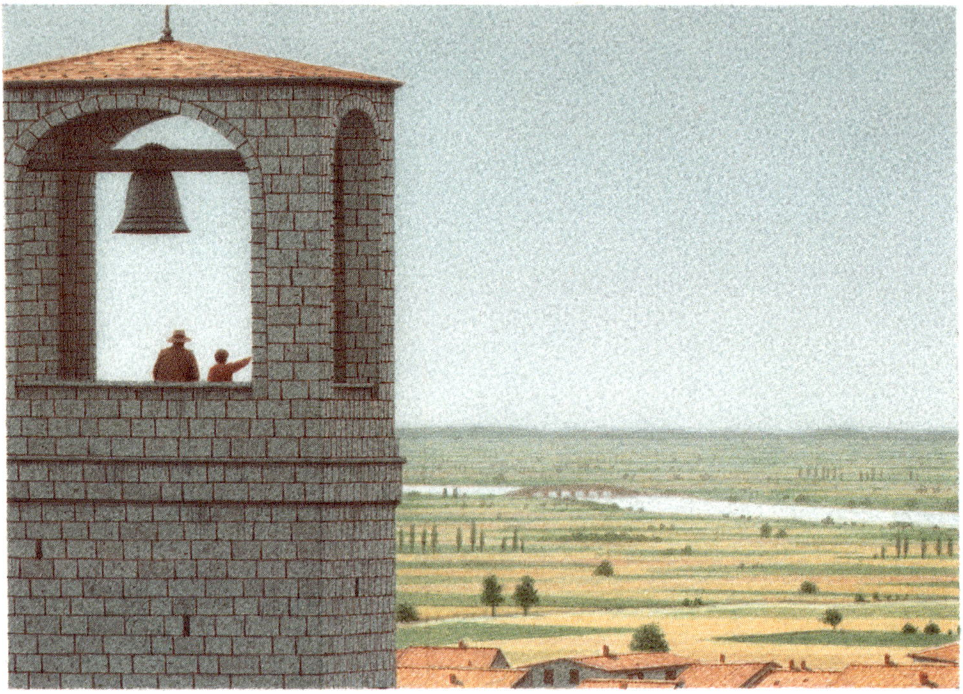

Metallband, und hinter ihm war weites Land bis zu den Hügeln am Horizont.

»Da unten steht ein Pferd!« rief Matti. »Aber es ist schwarz, es ist nicht Halunke!«

»Ich sehe es«, sagte der Großvater. »Und da ist auch die Brücke, weiter vorne, links.«

Matti beugte sich ein wenig vor. Der Wind zerzauste ihm das Haar.

»Weht hier oben immer der Wind?« fragte er.

»Oft«, sagte der Großvater. »Fast immer, glaube ich.«

Es war schön, vom Turm zu schauen. Matti hätte noch lange dort oben stehen können.

»Gehen wir dann zum Markt?« fragte der Großvater.

»Aber wir haben doch kein Geld!« sagte Matti und schaute zu den bunten Markisen hinunter.

»Was macht das schon? Wir gehen erst mal. Und wenn uns etwas gefällt, nehmen wir's uns!« sagte der Großvater.

Matti folgte ihm mit gerunzelter Stirn die Treppe hinunter. Was hatte der Großvater gemeint? Daß sie auf dem Markt stehlen würden? Matti wollte nicht stehlen.

Ihm schien, als wäre der Großvater vor ihm wieder ein wenig geschrumpft.

»Großvater«, sagte Matti.

»Ja, was ist?«

»Ich hatte kein Steinchen im Schuh, vorhin.«

»Ich hab's gewußt.«

»Wie konntest du's wissen?«

»Du bist nicht gehumpelt.«

»Tja. Ich hab dich angeschwindelt. Ich bin nicht zurückgeblieben, weil ich ein Steinchen im Schuh hatte.«

»Auch ich hab geschwindelt.«

»Wann?«

»Als ich dir gesagt habe, daß man die Münzen, die man bei sich trägt, verliert, wenn man eine Lüge erzählt.«

»Aber ich hab die Münzen wirklich verloren! Vielleicht hab ich sie verloren, als ich so getan habe, als würde ich das Steinchen aus dem Schuh holen.«

»Wer weiß«, sagte der Großvater. »So, und jetzt gehen wir.«

Sie stiegen weiter die hölzerne Treppe hinunter. Matti sah, daß der Großvater noch kleiner geworden war, und seine Kleider mit ihm.

Als sie unten ankamen, sahen sie, daß der Wächter mit sich allein Mora spielte. Er hielt die Hand hoch über dem Tisch, ließ sie dann offen oder geschlossen oder mit ein paar ausgestreckten Fingern heruntersausen und gab dabei jenen seltsamen Laut von sich, halb Zahl, halb Schrei.

Der Großvater blieb kurz stehen und schaute ihm zu.

»Du übst mit deinem Schatten, was?«

»Ja«, antwortete der Wächter. »Wenn ich erst schneller bin als mein Schatten, schlägt mich keiner mehr.«

»Wenn ich wieder vorbeikomme, werden wir sehen!« sagte der Großvater und ging weiter in Richtung Marktplatz.

Der Lärm drang schon zu ihnen herüber.

10

Prächtig und farbenfroh bot sich der Markt ihren Augen dar: Es gab Stände mit Stoffen, Süßigkeiten, Obst und Gemüse, Töpfen, Werkzeug, Kleidern, Schuhen, Spielsachen und noch vielem mehr. Alle redeten, und einige schrien. Alle schauten, und einige kauften.

»Gibt es etwas, das dir gefällt?« fragte der Großvater.

»Aber wir haben doch kein Geld!«

»Das laß meine Sorge sein. Gibt es etwas, das dir gefällt?«

Matti überlegte. Wenn der Großvater stehlen wollte, war es besser, ihn etwas stehlen zu lassen, das keinen großen Wert hatte.

Von den Dingen, die keinen großen Wert hatten, gefiel Matti ein Maiskolben.

»Der da«, sagte er.

»Hast du Hunger?« fragte der Großvater.

»Nein, mir gefällt seine Form, und die Farbe.«

»Gut«, sagte der Großvater und trat an den Obst- und Gemüsestand. Er band seine Krawatte ab und zeigte sie dem Verkäufer.

»Bekomme ich dafür einen Maiskolben?« fragte er.

Der Verkäufer spitzte die Lippen und zog eine Augenbraue in die Höhe.

»Natürlich«, sagte er. »Und einen schönen Apfel noch dazu.«

Er suchte einen großen roten Apfel aus und gab ihn Matti, während er mit der anderen Hand dem Großvater den Maiskolben überreichte. Dann nahm er die Krawatte, faltete sie sorgfältig zusammen und legte sie neben die Kasse.

»Hast du gesehen?« sagte der Großvater und gab Matti den Maiskolben.

Mit dem Maiskolben in der einen und dem Apfel in der anderen Hand ging Matti hinter dem Großvater her. Er wußte nicht recht, was er tun sollte. Er hatte einen Maiskolben und einen Apfel, aber keinen Hunger. Und er hatte einen Großvater, der schon wieder kleiner geworden war. Matti schien es, als reichte er ihm schon bis an die Brust.

»Großvater«, sagte er auf einmal.

»Ja, Matti?«

»Ich muß dir was sagen.«

»Mußt du oder willst du?«

»Ich will.«

»Dann sag's.«

Matti sagte nichts.

»Willst du's mir nicht mehr sagen?«

»Doch, ich sag's dir.«

»Gut.«

»Du wirst immer kleiner«, sagte Matti leise.

»Soll das heißen, daß ich wieder jung werde?«

»Nein, klein an Zentimetern. An Körpergröße. Du wirst immer kleiner, bleibst aber der Großvater.«

»Ah, sehr gut! Deshalb also fühle ich mich so leicht«, sagte der Großvater.

»Ist es dir nicht unangenehm?«

»Nein, keineswegs.«

»Wirklich?«

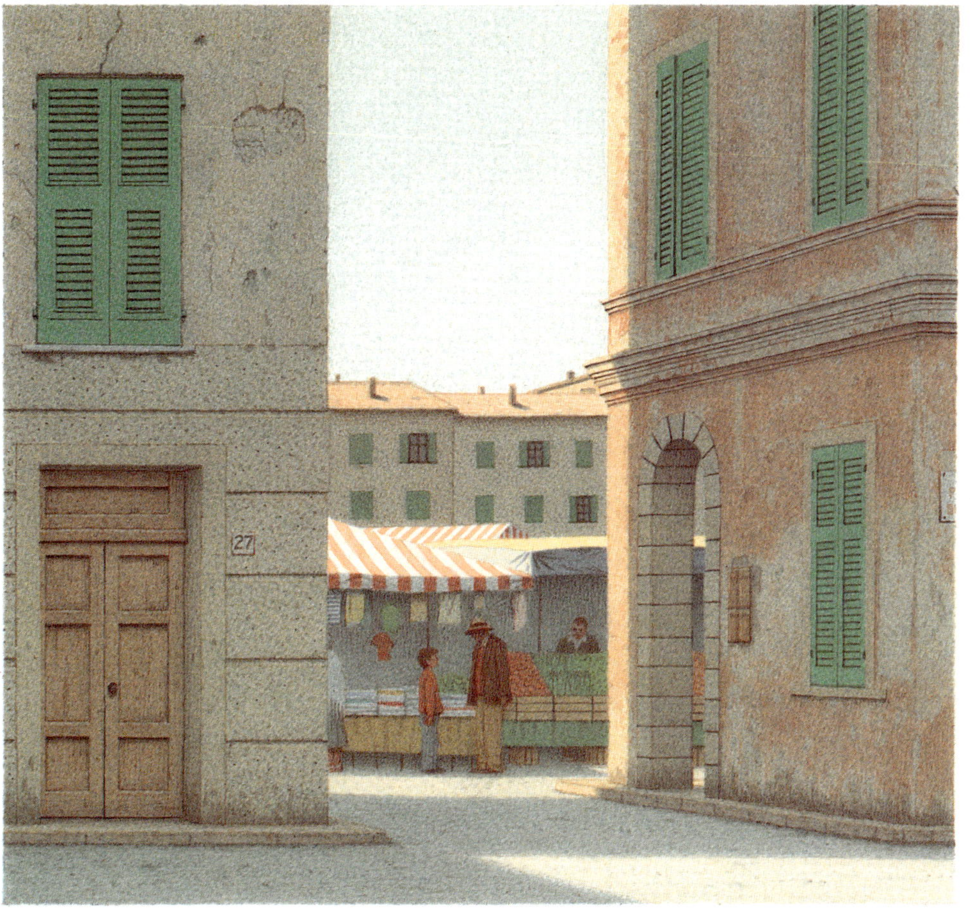

Der Großvater beugte sich zu Matti hinunter: nicht so wie früher, denn er war jetzt kleiner. Er schaute Matti in die Augen.

»Es ist mir nicht unangenehm, Matti«, sagte er. »Ich fühle mich sehr gut, und mir fehlt nichts. Und jetzt gehen wir weiter. Gibt es noch etwas, das du gerne hättest?«

»Nein, danke. Ich hab ja schon den Maiskolben und den Apfel. Dabei hab ich gar keinen Hunger. Hast du Hunger, Großvater?«

»Nein. Heben wir den Apfel und den Maiskolben für später auf. Vielleicht brauchen wir sie noch.«

Sie gingen noch eine Weile über den Markt, hörten den Stimmen zu, atmeten die Düfte ein und schauten die Farben an. Dann verließen sie den Markt und das Dorf und gingen in Richtung Fluß, dorthin, wo die Brücke sein mußte, die sie vom Turm aus gesehen hatten.

Der Himmel war, wie immer in dieser Geschichte, klar und voller Licht.

11

Sie gingen schweigend den Fluß entlang. Matti überlegte, wie es wohl sein konnte, daß ein Großvater schrumpfte, und schaute ihn immer wieder an. Dann schaute er den Fluß an, und bald sah er die Brücke, die schon ganz nah war, und die Felder und Wiesen auf der anderen Seite. Er suchte mit den Augen nach dem Pferd, konnte es aber nicht finden. Genau gegenüber war ein großes Feld mit Sonnenblumen, grün und gelb.

Matti hatte noch nie Sonnenblumen gesehen und war sehr neugierig. Er wollte den Großvater fragen, wie hoch sie waren, denn es schien ihm, als wären sie größer als er selbst und vielleicht sogar größer als der Großvater. Dann aber dachte er, es könnte dem Großvater vielleicht peinlich sein, von Größen und Höhen zu sprechen. Außerdem war da ja die Brücke, und bald würde er selbst sehen können, wie hoch die Sonnenblumen waren. Er nannte sie bei sich nicht Sonnenblumen, denn er wußte nicht, wie sie hießen.

Die Brücke war nah, kam aber nicht näher, wie sie es eigentlich hätte sollen, denn er und der Großvater gingen die ganze Zeit auf sie zu.

»Großvater, die Brücke bleibt immer gleich weit entfernt von uns«, sagte Matti.

»Tja«, sagte der Großvater.

»Warum?«

»Vielleicht wünschen wir sie uns zu sehr herbei.«

»Was meinst du damit?«

»Wenn man sich etwas zu sehr herbeiwünscht, kommt es nie«, sagte der Großvater.

»Aber irgendwann kommt es doch?«

»Ja. Man weiß nur nicht, wann.«

Matti schaute die Brücke an, da sah er aus dem Augenwinkel drüben, jenseits des Flusses, das weiße Pferd. Es stand hinter dem Sonnenblumenfeld. Man sah nur den Kopf, der weit in den Himmel ragte, und den Schweif.

Es war Halunke.

»Was tun wir?« fragte Matti.

Die Brücke schien jetzt sogar noch weiter entfernt, obwohl sie immer noch auf sie zugingen.

»Sollen wir rennen, Großvater?« fragte Matti.

»Ich glaube nicht, daß es einen Zweck hätte, Matti. Versuchen wir, die Brücke zu vergessen.«

»Wie soll das gehen? Ich will doch zu ihr hin. Drüben ist Halunke und dieses Feld mit den großen Blumen.«

»Du meinst die Sonnenblumen?«

»Sonnenblumen heißen sie?«

»Ja.«

»Los, Großvater, rennen wir!« rief Matti und drückte den Apfel und den Maiskolben an sich, um sie nicht zu verlieren.

Sie rannten los, und Matti überholte den Großvater. Aber die Brücke kam nicht näher. Im Gegenteil, sie entfernte sich noch weiter.

»Verflixt!« sagte Matti und blieb stehen. Außer Atem ließ er sich auf das grasbewachsene Ufer fallen. Der Großvater, der zurückgeblieben war, kam allmählich heran. Er war jetzt genauso groß wie Matti.

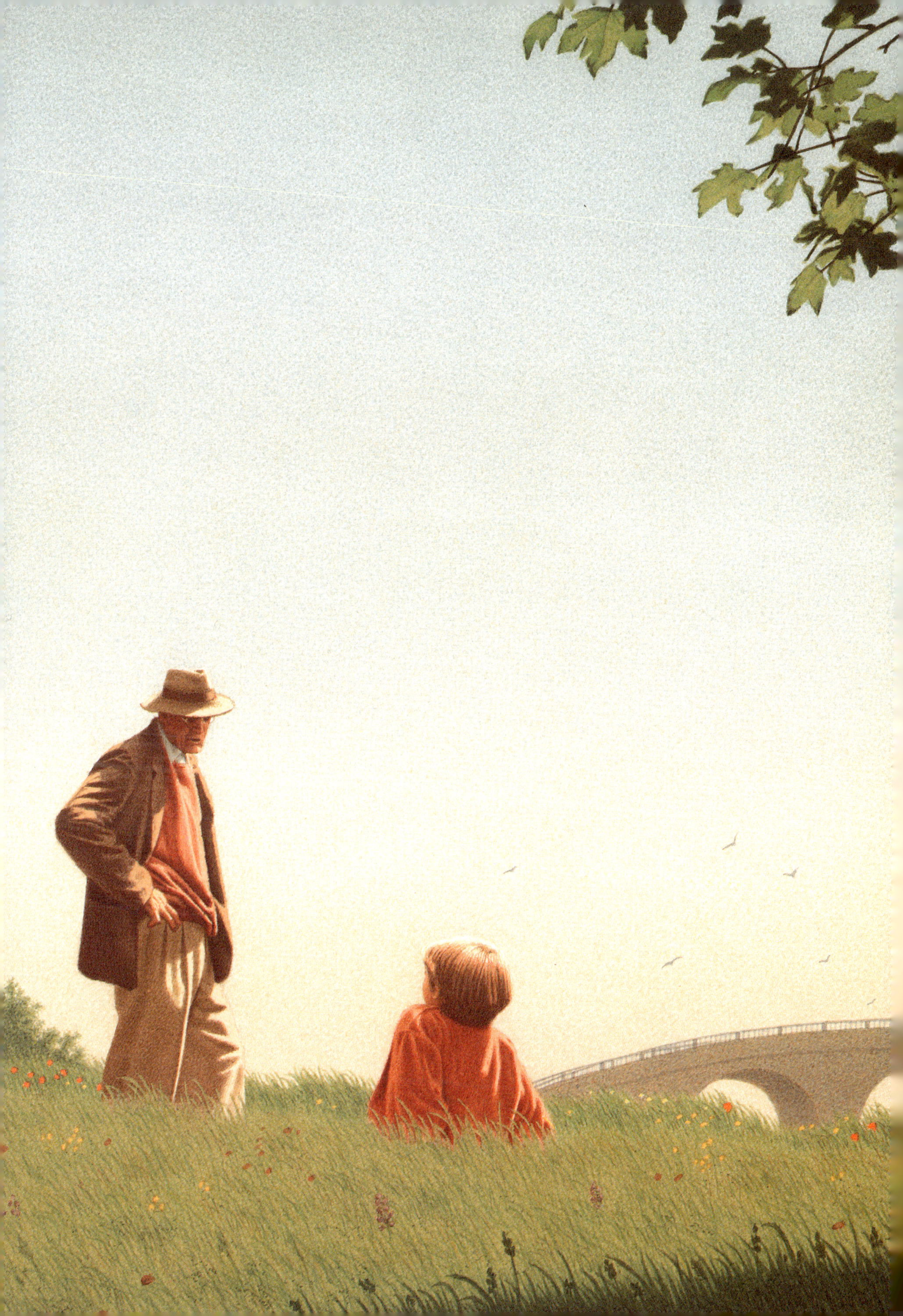

»Hast du gesehen? Rennen hat keinen Zweck«, sagte er.

»Tja, stimmt.«

»Versuchen wir, sie uns nicht herbeizuwünschen.«

»Gut, versuchen wir's«, sagte Matti.

Sie blieben stehen und begannen, sich die Brücke nicht herbeizuwünschen. Einmal gelang es Matti, dann wieder nicht. Wenn es ihm gelang, schien es ihm gleich, als rückte die Brücke näher. Dann schaute er Halunke an und die Sonnenblumen und bekam Lust, den Fluß zu überqueren: und schon entfernte sich die Brücke wieder.

»Wir schaffen es nicht, Großvater«, sagte er. »Wie geht's bei dir?«

»Nicht so schlecht. Wenn ich fest an etwas anderes denke, gelingt es mir, sie nicht zu sehr herbeizuwünschen. Du wirst schon sehen, wir schaffen es.«

Sie gingen weiter, nicht um zur Brücke zu gelangen, sondern um irgend etwas zu tun.

»Der Markt war schön, nicht wahr?« sagte Matti listig.

Sie sprachen darüber, was sie gesehen und was sie getan hatten, und die Brücke kam ein paarmal näher, entfernte sich aber jedesmal wieder von ihnen.

Schließlich schwiegen sie. Matti redete sich ein, er mache nur noch einen Spaziergang am Fluß entlang und interessiere sich weder für die Brücke noch für das Pferd oder das Sonnenblumenfeld.

Aber die Brücke glaubte ihm nicht und blieb entfernt.

Am linken Ufer, weiter vorne, gab es weder Pferde noch Sonnenblumen; aber es gab dort eine frisch gemähte Wiese, und hier und da war das Gras zu Heuhaufen aufgeschichtet, die aussahen wie kleine Berge. Der Wind trug den Duft des gemähten Grases heran, und Matti atmete ihn tief ein und war ganz benommen. Er dachte daran, wie schön es sein mußte, Anlauf zu nehmen und mit einem gewaltigen Satz in einen der Heuhaufen hineinzuspringen. Und dann wieder runterzuspringen und auf den nächsten hinauf.

Verflixt! dachte er, während er die Heuwiese anschaute. Sie ist noch so weit entfernt!

»Gehen wir hin, Großvater?« fragte Matti und drehte sich um.

»Wohin?« antwortete der Großvater, der am Brückenaufgang stand und sich mit einer Hand aufs Geländer stützte.

»Die Brücke!« rief Matti, vergaß das Heu und stürzte über die gepflasterte Rampe hinauf.

»Immer mit der Ruhe!« sagte der Großvater. »Jetzt läuft sie uns nicht mehr davon.«

12

Das Sonnenblumenfeld war riesengroß, und die Blumen waren viel höher als Matti und der Großvater. Es war ein richtiger Blumenwald.

»Dahinter ist Halunke«, sagte Matti nachdenklich.

»Ja«, sagte der Großvater. »Wir müssen das Feld durchqueren.«

Die Sonnenblumen waren wunderschön, aber sie standen so dicht, daß sich Matti und der Großvater nach ein paar Schritten aus den Augen verloren.

»So geht es nicht«, sagte der Großvater. »Wir verlieren uns.«

»Wie dann?« fragte Matti.

»Versuchen wir, uns an der Hand zu halten.«

Doch wenn sie sich an der Hand hielten, konnten sie zwischen den Sonnenblumen nicht mehr gehen.

Da zog der Großvater seine Jacke aus und dann seinen roten Wollpullover. Und schlüpfte wieder in die Jacke.

»Ist dir heiß, Großvater?« fragte Matti.

»Ein wenig. Und außerdem brauchen wir den Pullover, um das Sonnenblumenfeld zu durchqueren.«

Ohne ein weiteres Wort löste der Großvater einen Wollfaden aus dem Bündchen des Pullovers und begann, ihn aufzutrennen.

Matti mußte den Pullover halten, während der Großvater den roten Faden zu einem Knäuel aufwickelte. Hin und wieder war der Faden unterbrochen, und der Großvater

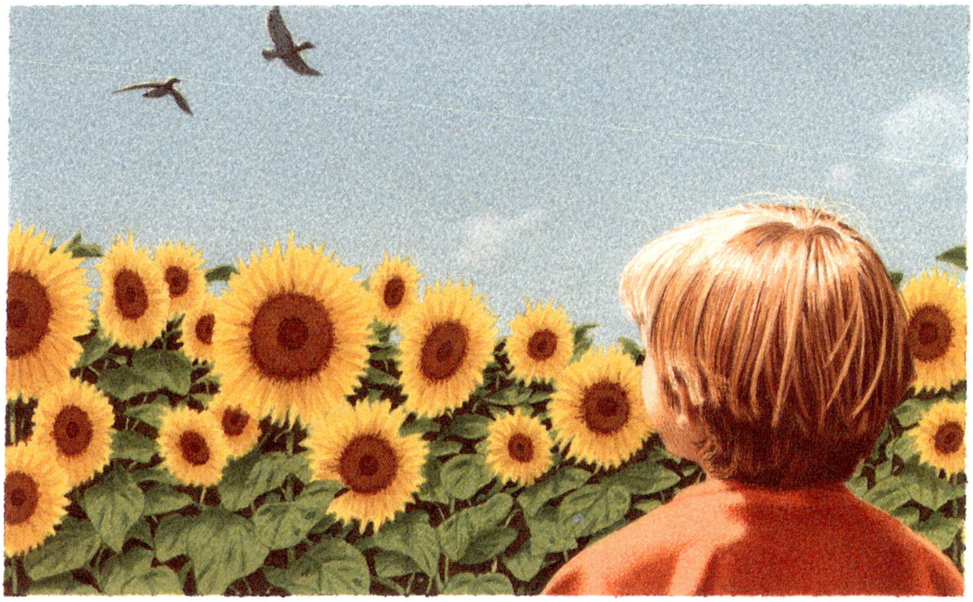

verknüpfte die Enden mit einem Knoten. Das Knäuel wuchs und wuchs und drehte sich in seinen Händen wie ein roter Ball. Als auch die Ärmel aufgetrennt waren, war das Knäuel größer als Mattis Apfel.

»Jetzt können wir aufbrechen«, sagte der Großvater. »Zuerst gehe ich, und du hältst den Faden. Wenn ich drüben bin, rufe ich, und du folgst dem Faden und wickelst ihn dabei auf.«

Der Großvater verschwand mit dem Knäuel in der Hand zwischen den Sonnenblumen, und Matti blieb mit dem Ende des Fadens zurück. Es verging eine Weile, und Matti wartete, den Faden fest in der Hand, und schaute den Himmel an. Er sah Enten vorbeiziehen, Wolken, ein Flugzeug, Schwalben, Schmetterlinge und Hummeln. Dann hörte er aus ziemlicher Entfernung einen Ruf: Es war der Großvater. Jetzt betrat

Matti den Sonnenblumenwald und begann, den roten Faden aufzuwickeln, der gut sichtbar zwischen den grünen Stämmen und Blättern dahinlief. Das Knäuel in seinen Händen wurde immer dicker, und die Sonnenblumenblätter raschelten, einmal vom Wind, ein andermal, weil Matti sie im Vorbeigehen streifte. Hin und wieder änderte der Faden seine Richtung, und Matti folgte ihm jedesmal ruhig und wickelte ihn weiter auf. Und als das Knäuel größer war als sein Apfel, trat Matti aus dem Sonnenblumenfeld und sah den Großvater mit dem Ende des Fadens in der Hand im Gras sitzen und warten.

»Alles in Ordnung?« fragte der Großvater.

»Alles in Ordnung«, sagte Matti.

Er schaute um sich, ob irgendwo Halunke zu sehen war.

»Da ist er, Großvater!«

Das Pferd weidete zweihundert Meter von ihnen entfernt und schlug sich mit dem Schweif leicht gegen die Flanken.

13

Langsam gingen Matti und der Großvater über das Gras und näherten sich dem Pferd. Es weidete ruhig, ohne den Kopf zu heben. Aber es behielt sie die ganze Zeit im Auge. Als sie auf etwa fünfzig Meter herangekommen waren, spitzte es die Ohren, reckte den Hals und schaute sie an.

»Brav, Halunke«, sagte Matti.

Das Pferd aber trabte langsam davon.

»Verflixt, Großvater, es läuft weg!«

»Geduld, Matti. Wir versuchen es noch mal.«

»Großvater, wenn wir es nicht herbeiwünschen, bekommen wir es dann?«

»Nein, denn es ist ein lebendiges Wesen. Es muß selbst etwas von uns wollen.«

Allmählich kamen sie ihm wieder näher. Da drehte es sich plötzlich um, und die andere Seite war schwarz.

»Schau, Großvater! Es ist weiß auf der einen und schwarz auf der anderen Seite!«

»Ich sehe es«, sagte der Großvater.

»Also war es doch das schwarze Pferd, das wir gesehen haben.«

»Tja. Gefällt es dir noch, schwarz-weiß?«

Matti überlegte, dann sagte er:

»Ja, es gefällt mir gut. So ist es, als ob man zwei Pferde hätte.«

»Dann gehen wir doch hin zu ihm.«

Als sie aber bei ihm waren, begann das Pferd im Galopp

davonzulaufen und war dabei einmal schwarz und einmal weiß.

»Was sollen wir tun, Großvater?« fragte Matti.

»Ködern wir es«, sagte der Großvater.

Matti schaute ihn an. Der Großvater wurde immer kleiner. Matti war jetzt fast schon ein wenig größer.

»Großvater ...«

»Ja, bitte?«

»Ach nichts. Wie sollen wir Halunke ködern?«

»Gib mir den Apfel!«

Matti gab ihm den Apfel, und der Großvater band das Ende des Wollfadens um den Stengel; dann gab er ihn Matti zurück, wickelte den Faden zur Hälfte ab und ließ ihn locker am Boden liegen.

»Jetzt wirf den Apfel!« sagte er.

»Zum Pferd?«

»Ja, aber nicht ganz. Sonst erschreckst du es. Wirf ihn ein paar Schritte vor ihm auf den Boden. Und zuerst beiß noch hinein.«

»Ich hab keinen Hunger, Großvater.«

»Es ist wegen dem Duft. Wenn der Apfel angebissen ist, wittert das Pferd ihn besser.«

Matti biß ein ordentliches Stück aus dem Apfel; er war wunderbar süß.

»Willst du auch, Großvater?«

»Nein, danke.«

»Kann ich dann auch deinen Biß haben?«

»Natürlich. Aber nicht zu groß, womit sollen wir sonst das Pferd ködern?«

Matti machte einen zweiten, kleinen Biß und warf den Apfel vor das Pferd, das gerade weiß war, ins Gras.

Der Apfel flog, und hinter ihm zog sich ein roter Fadenbogen durch den Himmel.

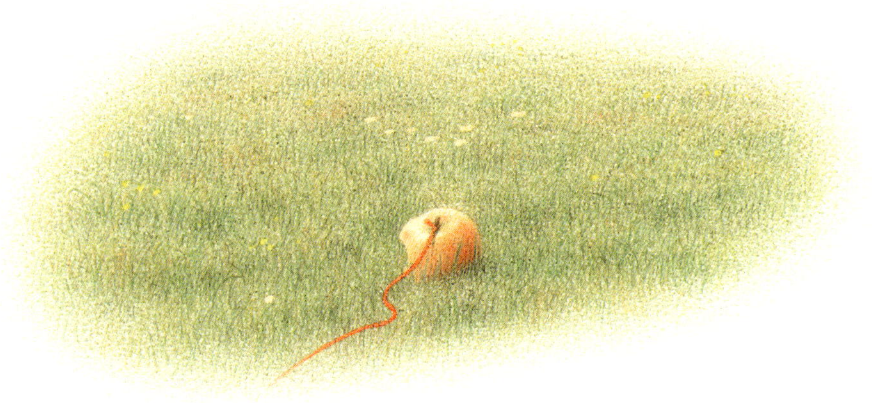

14

Der Apfel fiel ins Gras und sprang noch einmal hoch. Der Fadenbogen senkte sich langsam und verschwand. Fast gleichzeitig hob das Pferd den Kopf und schnupperte in die Richtung des Apfels, der sieben oder acht Schritte von ihm entfernt lag.

»Was machen wir jetzt, Großvater?« fragte Matti. »Wenn es in den Apfel beißt und ich ziehe, reißt der Faden.«

»Es darf eben nicht hineinbeißen«, sagte der Großvater. »Hol ihn ein wenig zu uns herüber; aber wirklich nur ein wenig.«

Matti zog langsam und vorsichtig am Faden. Unsichtbar spannte sich der rote Faden im Gras, und der Apfel rückte ein paar Meter näher.

Das Pferd aber senkte nur den Kopf und fing wieder an zu weiden.

»Es will ihn nicht!« sagte Matti enttäuscht.

»Abwarten«, sagte der Großvater. »Laß den Apfel so liegen.«

Das Pferd machte beim Weiden kleine Schritte vorwärts. Es schien, als bewegte es sich ziellos, in Wirklichkeit aber näherte es sich dem Apfel.

»Jetzt zieh vorsichtig!« sagte der Großvater.

»Ich hab verstanden!« sagte Matti leise. Langsam, ohne abzusetzen, wickelte er den Faden auf das Knäuel. Das Pferd änderte, ohne den Kopf zu heben, die Richtung und steuerte auf den Apfel zu.

»Es kommt!« flüsterte Matti.

Das Pferd war jetzt etwa zwanzig Meter von ihnen entfernt und tat so, als kümmerte es sich überhaupt nicht um sie.

»Soll ich weitermachen, Großvater?«

»Ja, aber ganz sachte. Es darf ihn nicht sehen, es darf ihn nur riechen.«

»Warum darf es ihn nicht sehen?«

»Wenn es einen Apfel sieht, der sich bewegt, erschrickt es und läuft davon. Der Duft hingegen macht ihm keine Angst. Es weiß, daß Düfte sich in der Luft bewegen.«

»Ich hab verstanden, Großvater.«

Matti fing langsam wieder zu ziehen an. Auf einmal spürte er, wie sich der Faden spannte.

»Verflixt, Großvater, er sitzt fest!«

Das Pferd kam weiter heran und dem Apfel immer näher.

»Was soll ich tun, Großvater? Sollen wir ihm den Apfel lassen?«

»Nein. Geh leise zwei Schritte nach rechts und zieh noch mal.«

Matti machte die zwei Schritte und zog sachte an; der Apfel begann sich wieder zu bewegen. Er war jetzt etwa zehn Meter von ihnen entfernt.

Das Pferd blieb stehen und schüttelte den schwarz-weißen Kopf.

»Jetzt läuft es gleich wieder davon!« flüsterte Matti.

»Abwarten«, sagte der Großvater.

Das Pferd stand immer noch und schaute Matti an.

»Was soll ich tun, Großvater? Ziehen?«

»Ja, ganz sachte.«

Jetzt sah man den Apfel schon im Gras, wenige Schritte entfernt.

Fünf, vier, drei Schritte.

»Jetzt geh vorsichtig zwei Schritte vorwärts und nimm ihn«, sagte der Großvater.

Matti machte mit klopfendem Herzen zwei Schritte vorwärts, bückte sich und nahm den Apfel.

»Soll ich ihn essen?« fragte er.

»Nein, bind den Faden los und halt den Apfel in der Hand.«

»Und jetzt?« fragte Matti, nachdem er getan hatte, was der Großvater sagte.

Das Pferd stand still und schaute ihn an.

»Blas fest gegen den Apfel, in Halunkes Richtung«, sagte der Großvater.

Matti hob den Apfel hoch und blies. Das Pferd bewegte die Lippen, als wollte es etwas fragen.

»Jetzt biet ihm den Apfel an, wie man es bei einem Menschen macht«, sagte der Großvater.

Matti streckte zitternd den Arm aus.

Das Pferd wirbelte den Schweif durch die Luft und kam langsam näher.

»Und wenn es mir die Hand abbeißt?« sagte Matti.

»Laß den Apfel auf deiner Hand liegen und hab keine Angst.«

Matti legte sich den Apfel auf die Hand, die so sehr zitterte, daß er Angst hatte, der Apfel würde hinunterfallen.

Das Pferd kam heran. Als es nur noch einen Meter entfernt

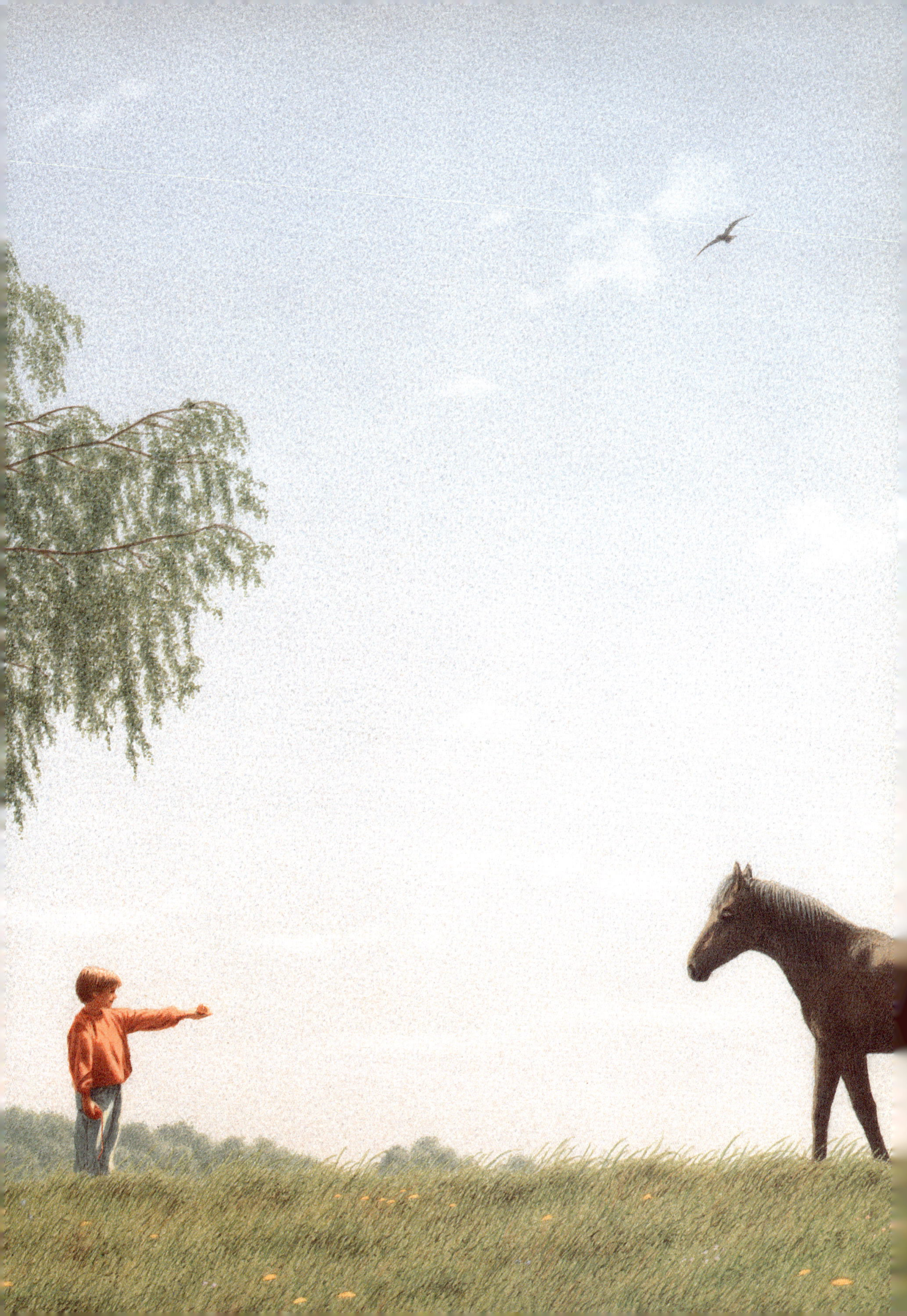

war, streckte es den Hals, schnupperte am Apfel und nahm ihn behutsam ins Maul.

»Streichle es am Kopf, zwischen Nase und Augen«, sagte der Großvater.

Matti streckte die Hand aus und legte sie auf das harte Fell des Pferdes, das zur Hälfte weiß und zur Hälfte schwarz war.

»Geködert«, sagte der Großvater und lachte leise.

15

Halunke trabte ruhig dahin, mit dem Großvater und Matti auf dem Rücken. Er trabte eine weiße Straße entlang, zwischen Bäumen und Vogelgezwitscher.

Matti war sehr glücklich. Der Großvater, der hinter ihm saß, war noch ein wenig kleiner geworden.

»Gehört Halunke jetzt uns, Großvater?« fragte Matti.

»Nicht ganz.«

»Heißt das, er gehört jemand anderem?«

»Nein, das heißt, daß man nichts ganz besitzen kann.«

»Nicht mal einen Ball? Nicht mal einen Stein, Großvater?«

»Nicht mal einen Ball oder einen Stein. Man kann sie immer nur ein wenig besitzen.«

»Aber wem gehört der Teil, der nicht uns gehört?«

»Der Welt.«

Matti schwieg nachdenklich.

»Ich will die weiße Hälfte des Pferdes«, sagte er nach einer Weile. »Glaubst du, daß die Welt mit der schwarzen Hälfte zufrieden ist?«

Der Großvater lachte und sagte nichts.

»Nein, ich will doch nicht die weiße Hälfte, ich will die schwarze.«

Der Großvater sagte wieder nichts.

»Ich will weder die weiße noch die schwarze. Weder den Kopf noch den Schweif.«

»Was dann?« fragte der Großvater.

»Ich möchte es ganz – aber das geht nicht, oder?«

Der Großvater schwieg.

»Dann leiste ich Halunke einfach ein bißchen Gesellschaft und freue mich, daß wir auf ihm reiten«, sagte Matti und streichelte über die Mähne des Pferdes, das halb weiß und halb schwarz war.

Der Großvater lachte noch einmal und schlang seine kurzen Arme um Mattis Hüften.

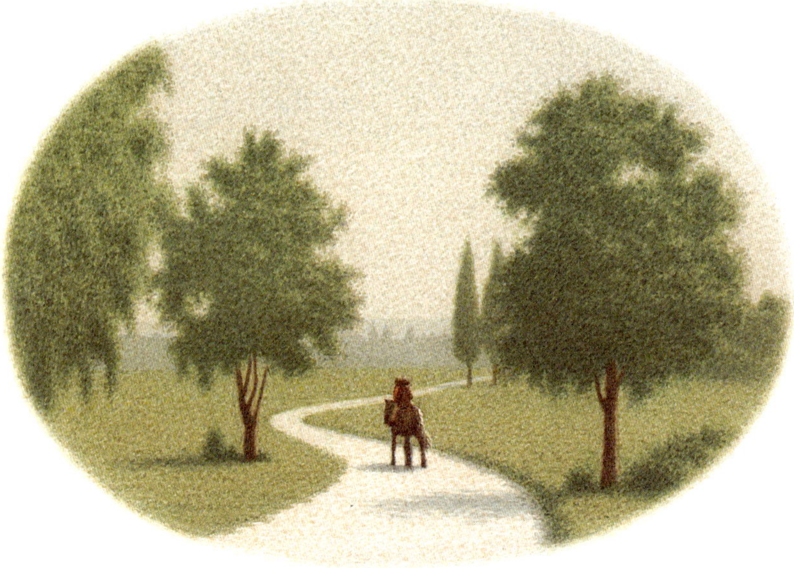

16

Als ihnen das Sitzfleisch weh tat, beschlossen Matti und der Großvater, von Halunke abzusteigen. Sie gingen noch ein Weilchen neben ihm her, dann beschlossen sie, ihn laufenzulassen. Sie waren jetzt nahe am Meer, vor einem dichten Pinienhain voll laut zirpender Grillen.

»Ciao, Halunke!« sagte Matti, und das Pferd lief im aufwirbelnden Staub davon.

Man roch das Meer und den Duft der Pinien, und es war alles sehr friedlich.

»Hast du Hunger?« fragte der Großvater.

»Nein, komisch«, sagte Matti. »Ich hab noch immer keinen Hunger.«

Der Großvater war jetzt deutlich ein Stück kleiner als er.

»Warum schaust du mich so an, Matti? Weil ich klein bin?«

»Ja, Großvater. Ich hab Angst, du wirst so klein, daß du verschwindest.«

»Wir werden sehen«, sagte der Großvater und lächelte. »Vielleicht fang ich, wenn ich winzig klein bin, wieder zu wachsen an und werde ein Riesen-Großvater.«

Matti schaute ihn an und sagte nichts.

»Machen wir ein Spiel, hast du Lust?« fragte der Großvater.

»Natürlich! Was für eins?«

»Wir suchen einen Schatz.«

»Und wie geht das?«

»Wir folgen der Schatzkarte.«

»Und wo ist die Karte?«

»Auf unserer Hand.«

»Auf welcher? Wir haben vier davon, zwei ich und zwei du.«

»Wir müssen eben herausfinden, welches die Kartenhand ist.«

Sie schauten die vier Hände an: Auf jeder waren interessante Zeichnungen.

»Es ist schwierig herauszufinden, Großvater.«

»Vielleicht ist es auch eine einzige Karte.«

»Wie das?«

Der Großvater legte seine Hände mit den Handflächen nach oben aneinander und sagte:

»Jetzt komm du mit deinen.«

Matti legte seine Hände an die des Großvaters, bis sich die Finger berührten.

»Noch näher, Matti«, sagte der Großvater.

Sie verschränkten die Finger ineinander. Die des Großvaters waren schlank und weiß. Die von Matti wulstig und rosafarben.

Als die Handflächen aneinanderlagen, war eine große Karte entstanden.

»Wo ist der Schatz, Großvater?«

»Wir brauchen ein Zeichen«, sagte der Großvater. »Warten wir.«

Sie setzten sich unter die Pinien wie zwei Bettlerfreunde, die auf Almosen warten.

Der Wind war warm und würzig und fuhr durch die

dunklen Haare von Matti und die weißen des Großvaters. Die Hände des Großvaters waren warm und trocken und kleiner als die von Matti.

Matti betrachtete die Linien auf den Händen.

»Wird es ein Zeichen geben, Großvater?« fragte er.

»Gewiß«, sagte der Großvater.

17

In der Nähe stand eine Pinie, und während sie warteten, entdeckte Matti etwas Merkwürdiges auf ihrer Rinde. Es sah aus wie eine Heuschrecke, war aber durchsichtig und bewegte sich nicht.

»Großvater, was ist das dort?«

»Dort an dem Baumstamm?«

»Ja.«

»Das ist eine Exuvie, die Haut einer Heuschrecke. Bei gewissen Insekten wächst, wenn sie größer werden, ihr Panzer nicht mit, sondern es entsteht ein neuer. Der alte bricht auf, und das größer gewordene Insekt schlüpft heraus. Und die alte Hülle nennt man ›Exuvie‹.«

»Sie sieht komisch aus: wie ein Andenken an ein Insekt«, sagte Matti. »Kann ich sie nachher mitnehmen?«

»Ja.«

Sie sagten nichts mehr und warteten weiter auf das Zeichen. Piniennadeln fielen auf die Karte, wurden aber gleich wieder weggeweht.

Dann landete völlig geräuschlos eine Mücke auf Mattis linker Hand.

»Ist das das Zeichen, Großvater?«

»Ja, jetzt müssen wir genau hinschauen.«

Sie sahen, wo sich die Mücke hingesetzt hatte und wo sie den Schatz finden würden: genau am Schnittpunkt zweier Linien auf Mattis Handfläche.

»Hast du es gut gesehen?« fragte der Großvater.

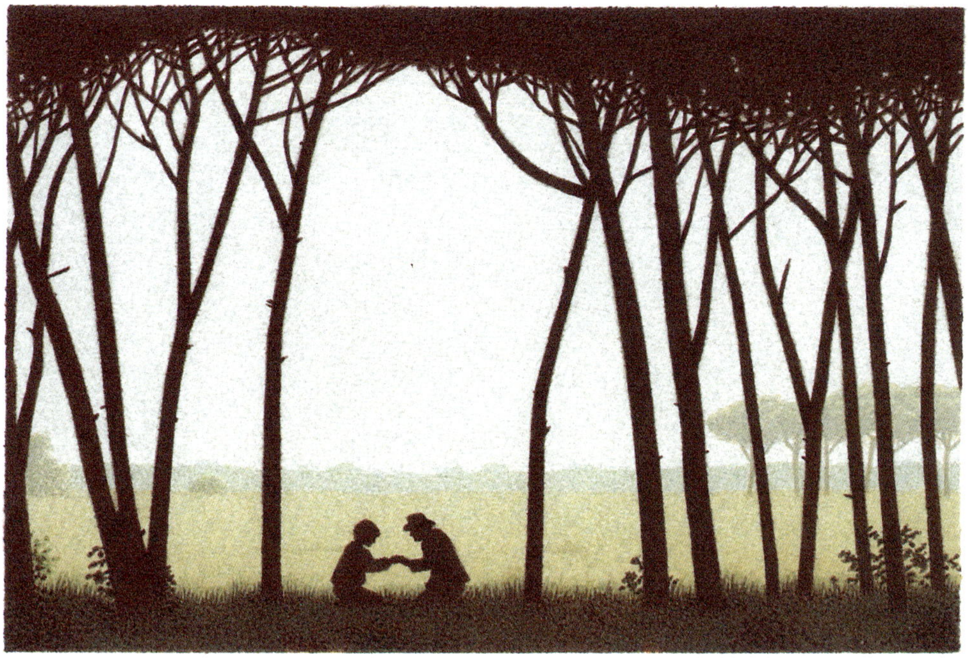

»Ich glaub schon. Und außerdem, wenn ich vergesse, wo es war, erinnert mich das Kitzeln der Mücke daran.«

Das Insekt flog davon.

»Aber wir zwei, wo sind wir jetzt?« fragte Matti. »Auf der Karte, meine ich.«

»Das müssen wir herausfinden«, sagte der Großvater und schaute sich um.

Er deutete mit dem Kopf nach links:

»Der Weg dort könnte die schmale Linie auf meiner rechten Hand sein. Dann wären wir jetzt da, wo ich dieses schwarze Pünktchen auf der Haut habe, siehst du?«

»Ja, aber ist das sicher, Großvater? Er könnte auch die feine Linie auf meiner linken Hand sein, dort gleich beim Schatz.«

»Denken wir ein wenig darüber nach«, sagte der Großvater.

Nach einer Weile sagte Matti:

»Der Weg sieht meiner Linie ähnlich, aber deiner auch. Was sollen wir tun?«

»Probieren wir beide Möglichkeiten«, sagte der Großvater.

»Wie? Gibt es denn zwei Schätze?«

»Ich glaube nicht. Aber zunächst tun wir so, als wäre der Weg die Linie deiner Hand. Wenn das stimmt, ist der Schatz ganz nah.«

Sie nahmen die Karte auseinander und standen auf. Sie zählten die Schritte aus und fanden die Stelle, die dem Zeichen der Mücke entsprach. Ein vertrockneter Busch stand dort.

»Graben wir, Großvater?«

»Graben wir!«

Am Anfang war die Erde hart, aber je tiefer sie gruben, desto weicher und schwärzer wurde sie. Matti fand ein Stück Glas, das rund und gewölbt war wie eine Linse.

»Ist das der Schatz, Großvater?« fragte er.

»Das glaube ich eigentlich nicht.«

»Ich will es trotzdem behalten. Es gefällt mir.«

Sie gruben weiter; aber es lagen keine Schätze unter der Erde.

»Dann war es der falsche Weg«, sagte der Großvater. »Also muß der richtige die Linie auf meiner Hand sein, denn andere gibt es nicht.«

Sie kehrten zu ihrem Ausgangspunkt zurück, stellten mit den Händen die Karte wieder her und schlugen den anderen

Weg ein. Doch als sie ein paar Dutzend Schritte gegangen waren, blieb Matti stehen.

»Die Exuvie!« sagte er und lief zu dem Baum. Er brach das harte Gehäuse der Heuschrecke vom Stamm und kam zurück zum Großvater.

»Es geht kaputt, wenn ich es in die Tasche stecke«, sagte er.

»Warte«, sagte der Großvater, zog eine Tabaksdose aus der Tasche und leerte ihren Inhalt auf den Boden. Er war jetzt eine gute Handbreit kleiner als Matti und mußte aufschauen, wenn er mit ihm sprach.

Matti hatte ein wenig Tabak in die Nase bekommen, und er mußte niesen und lachte.

»Warum wirfst du den Tabak weg, Großvater?« fragte er mit Tränen in den brennenden Augen.

»Weil ich keine Lust mehr darauf habe.«

Sie steckten die Exuvie in die Dose, die dafür gerade groß genug war.

Dann folgten sie wieder dem Weg.

18

Die Karte stimmte genau: Jedem Schnittpunkt auf den Händen, jeder Krümmung der Furchen entsprach ein Schnittpunkt oder eine Krümmung des Weges. Doch man mußte sehr genau aufpassen, vor allem in dem Teil des Geländes, der auf den Händen des Großvaters verzeichnet war, denn dort wimmelte es von kleinen Pfaden, ausgetrockneten Bächen, kurzen Böschungen und Umleitungen. Später, in dem Teil auf Mattis Händen, kamen sie schneller voran: durch dichtes Piniengehölz, in Richtung Meer.

Zwischen den duftenden Baumstämmen war schon das blaue Wasser zu sehen, und man hörte das stete Rauschen der Wellen. Der Großvater war nur noch vier Handbreit groß, und Matti schaute ihm nach, wie er munter und entschlossen vor ihm herging. Vielleicht, dachte er, ist der Schatz eine Medizin, damit der Großvater wieder groß wird.

Als sie an der Stelle ankamen, wo die Mücke gelandet war, hielten sie inne, um sich auszuruhen.

»Hier unten ist er, stimmt's?« sagte Matti.

»Hier müßte er sein, wenn die Karte stimmt«, sagte der Großvater.

»Aber wer hat hier einen Schatz versteckt?«

»Wer weiß? Halunken, oder Piraten.«

»Aber hätten die ihn nicht längst geholt?«

»Vielleicht haben sie ihn vergessen, oder sie sind untergegangen. Oder vielleicht kommen sie noch.«

»Und finden ihn nicht mehr!« lachte Matti.

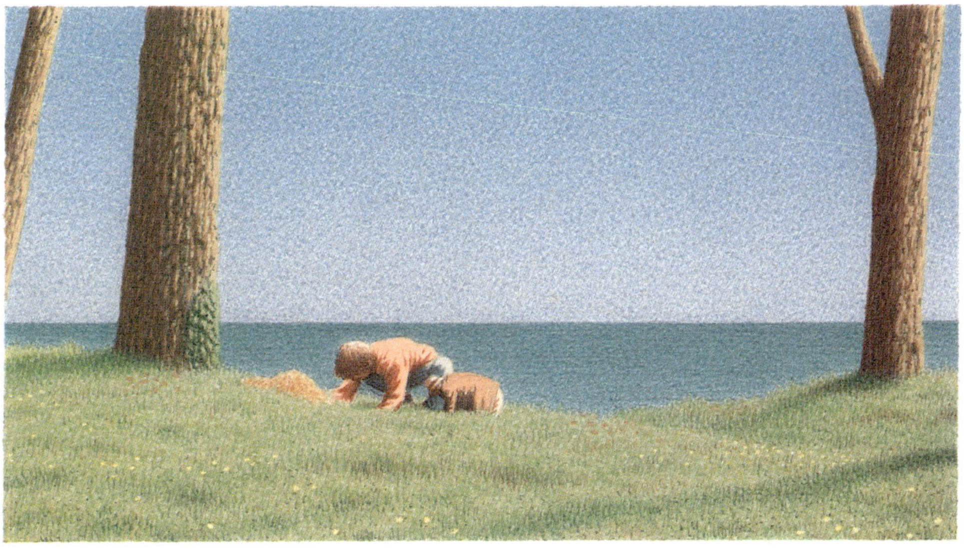

Erfrischt vom Meereswind, schaufelten sie eine halbe Stunde lang. Matti hatte Angst, der Großvater könnte in die Grube fallen, und behielt ihn die ganze Zeit im Auge. Dann spürten sie etwas Hartes. Sie entfernten noch ein wenig Erde und entdeckten eine Kiste aus Holz mit Eisenbeschlägen.

»Das ist er!« schrie Matti und half dem Großvater, die Kiste zu öffnen. Sie war mit Samt ausgeschlagen, doch es waren nur Pinienwurzeln darin, die durch zwei Löcher an der Seite hineingewachsen waren.

»Wie schade!« sagte Matti und setzte sich an den Rand der Grube. Aber er war nicht allzusehr enttäuscht; das Schönste ist immer das Suchen.

»Die Piraten waren schon da, stimmt's?« fragte er.

»Vielleicht«, sagte der Großvater. »Aber sie haben das hier zurückgelassen.« Und er zeigte Matti eine Goldmünze, auf die das Gesicht eines spanischen Königs geprägt war.

»Besser als nichts, Großvater!« sagte Matti und ließ die Münze in der Sonne glitzern.

»Hast du jetzt Hunger?« fragte der Großvater und streckte sich mit dem Bauch nach oben auf der Erde aus. Er war nicht mehr länger als die Kiste.

»Nein, noch immer nicht«, sagte Matti. »Aber vielleicht werde ich bald welchen bekommen.«

Sie schauten wieder in den Himmel zwischen den Pinienzweigen und atmeten den Duft des Harzes und des Meeres. Ringsum zirpten die Grillen, es war sehr warm, und irgend etwas rauschte seltsam und klingelte leise.

Vielleicht schliefen sie ein wenig.

»Schläfst du, Großvater?« fragte Matti.

»Nein, ich schaue in den Himmel.«

»Er ist schön, nicht wahr? Blau und golden.«

»Wie, blau und golden?« fragte der Großvater.

»Blau der Himmel und golden die Zweige«, sagte Matti und gähnte.

»Dahin also ist das Gold gekommen!« sagte der Großvater voll Freude.

»Wohin?«

»In die Pinie«, sagte der Großvater. »Die Wurzeln haben es aufgesogen und den Baum vergoldet. Das ist das erste lebende Gold, das ich in meinem Leben sehe!«

Am Boden liegend schauten sie den wundersamen Baum an, horchten auf das klingelnde Rauschen der Zweige und bewunderten das Geglitzer zwischen den unzähligen goldenen Nadeln.

Vielleicht schliefen sie noch ein wenig.

19

Als sie erwachten, hatte Matti Lust zu baden.

Er lief an den Strand, zog sich aus und stieg ins Meer. Er rannte durch das seichte Wasser, ließ es spritzen und schrie vor Vergnügen. Der Großvater, der nur noch drei Handbreit groß war, saß am Strand und schaute Matti bei seinen Spielen zu.

Plötzlich sahen sie in der Ferne ein Schiff mit vollen Segeln.

»Das ist ein Piratenschiff!« rief Matti und lief an den Strand.

»Sieht so aus«, sagte der Großvater und legte die Hand über die Augen, damit er besser sehen konnte.

Das Schiff hielt, die grünen Wellen hinauf und hinunter, aufs Ufer zu.

»Sie kommen hierher, Großvater!«

»Tja.«

Es schien so, als wäre das Schiff weit entfernt – in Wirklichkeit aber war es ganz nah. Es war nämlich ein kleines Schiff, kaum acht Meter lang, und es steckte voll kleiner Piraten. Das waren keine Kinderpiraten, sondern richtige, mit Voll- und Schnurrbärten: Zwergpiraten.

Der Großvater und Matti waren neugierig, was nun geschehen würde.

Matti schlüpfte schnell in seine Kleider.

»Was sollen wir tun, Großvater? Davonlaufen?«

»Willst du davonlaufen?« fragte der Großvater.

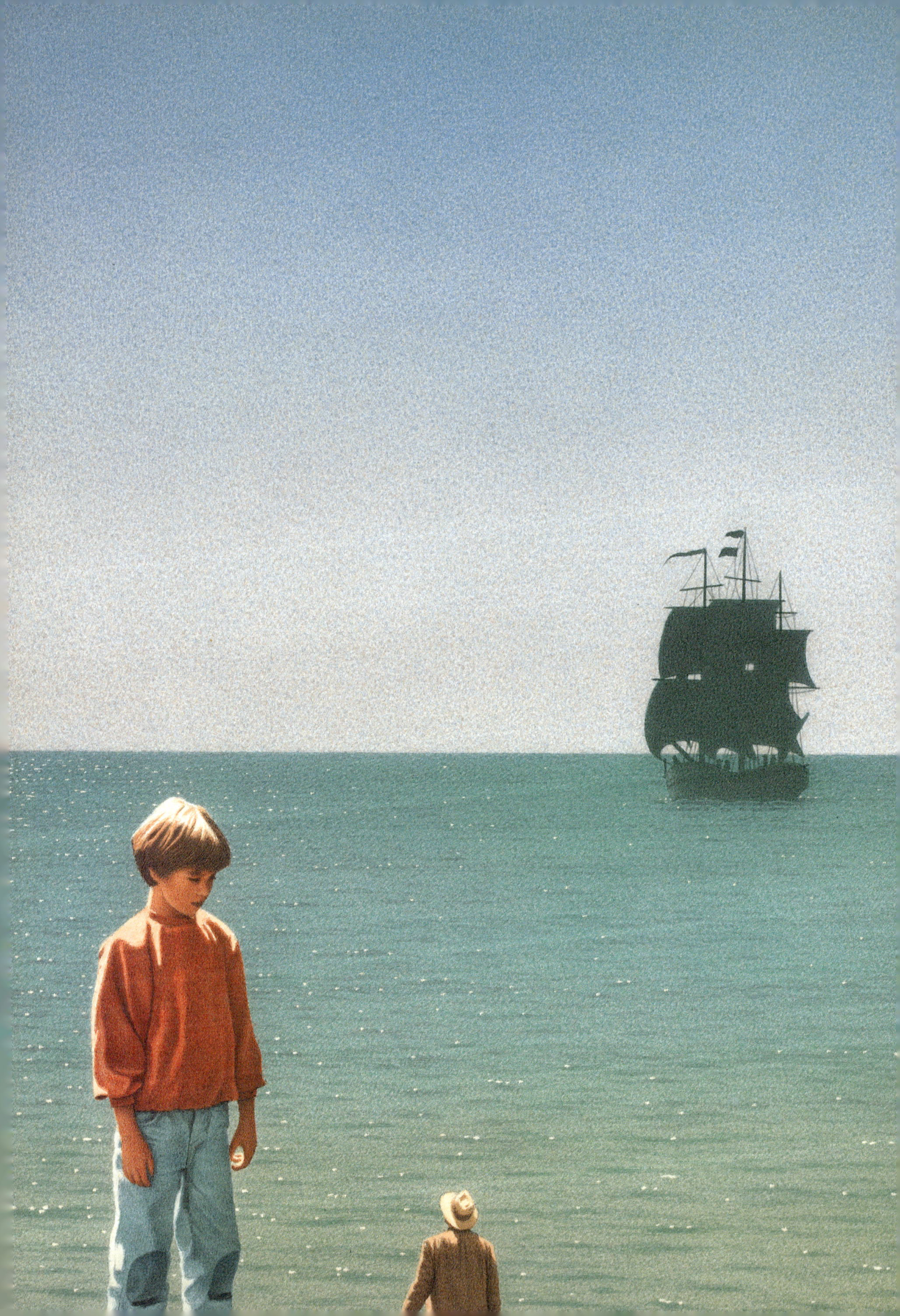

»Ich möchte sie aus der Nähe sehen.«

»Dann warten wir ab.«

Sie warteten, bis das Schiff etwa fünfzig Meter vom Strand entfernt anhielt. Man sah, wie die Piraten an Bord herumliefen, schrien und drei Beiboote ausbrachten.

»Sollen wir jetzt davonlaufen?« fragte Matti.

»Willst du?«

»Ich würde gerne mit ihnen reden. Vielleicht sind es nette Piraten.«

»Vielleicht. Aber wenn es die sind, die den Schatz vergraben haben?«

Die drei Boote, voll mit Zwergpiraten, waren schon fast am Strand.

»Jetzt aber nichts wie weg!« sagte Matti und lief los, auf den Pinienhain zu.

Als er Schreie hinter sich hörte, drehte er sich um. Der Großvater hatte, weil er so klein war, Schwierigkeiten mit dem Sand. Da machte Matti kehrt, nahm ihn auf den Arm und lief weiter; aber auch er kam nur mühsam voran und stolperte oft. Die Piraten hingegen liefen wie die Katzen und kamen immer näher.

»Sie haben es geschafft, Matti«, sagte der Großvater. »Laß mich runter, warten wir auf sie.«

»Gefangen!« schrie einer der Piraten und tippte Matti an den Ellbogen.

»Ergebt ihr euch, oder wollt ihr euch verteidigen?« rief ein anderer.

»Wir ergeben uns, zum Teufel!« sagte der Großvater. »Ihr seid in der Überzahl!«

20

Matti und der Großvater wurden zu einem quadratischen Turm gebracht, der einen halben Kilometer entfernt am Strand stand. Der Anführer der Piraten durchsuchte sie und fand die Dose mit der Exuvie, das gekrümmte Glas und die Goldmünze.

Er gab ihnen alles zurück, bis auf die Münze.

»Wo habt ihr die gefunden?« fragte er.

Der Großvater schaute zu Matti hinauf. Er war noch kleiner als die Zwerge.

»Die hatte ich schon immer«, sagte er. »Sie ist ein Erbstück meines Großvaters.«

»Also meines Ururgroßvaters«, sagte Matti.

Der Anführer der Piraten schaute sie an.

»Dickschädel, was?« sagte er. »Ihr bekommt so lange nichts zu essen, wie wir uns ausruhen. Dann werdet ihr euch schon überlegen, ob ihr uns sagen wollt, wo der Schatz ist!«

Sie sperrten Matti und den Großvater in eine Zelle, aus der man durch ein vergittertes Fenster einen Blick aufs Meer hatte. Die Tür war aus Holz, mit einem Guckloch auf halber Höhe.

Vor der Tür standen drei Piraten Wache. Wenn er sich auf die Zehenspitzen stellte und durch das Guckloch schaute, konnte Matti sie gerade eben sehen.

»Warum hast du gesagt, daß die Münze ein Erbstück ist, Großvater?« fragte Matti mit leiser Stimme. »Laß sie doch hingehen, sie finden ja sowieso nichts!«

»Aber wenn sie den Baum finden und merken, daß er goldene Blätter hat, werden sie ihn fällen wollen«, sagte der Großvater.

»Dann war es gut, daß du geschwindelt hast«, sagte Matti.

»Hast du Hunger?«

»Ein bißchen, keinen großen.«

Der Großvater sagte:

»Schau nach, ob jemand draußen ist.«

Matti schaute und sah, daß die Piraten weit weg waren.

»Niemand, Großvater.«

Da zog der Großvater den Maiskolben aus der Hosentasche und sagte:

»Den hab ich gut versteckt, was? Wenn wir Hunger haben, essen wir ihn!«

»Und dann?«

»Dann wird man sehen.«

Sie schauten durch das Fenster aufs Meer. Matti hielt den Großvater in die Höhe, denn der selber reichte nicht mehr hinauf.

»Versuch, am Gitter zu rütteln, Matti«, sagte der Großvater, »ich bin zu schwach dazu.«

Matti packte die Eisenstäbe und zerrte und zog.

»Es hält, Großvater. Oder wenn ich sehr kräftig ziehe, könnte ich's vielleicht schaffen. Nein, ich schaff's nicht.«

»Macht nichts, wir überlegen uns später was. Jetzt erzähl ich dir eine Geschichte, wenn du willst.«

Matti mochte die Geschichten des Großvaters sehr, zu Hause erzählte ihm der Großvater eine pro Tag. Manchmal waren es die gleichen, und manchmal waren es neue.

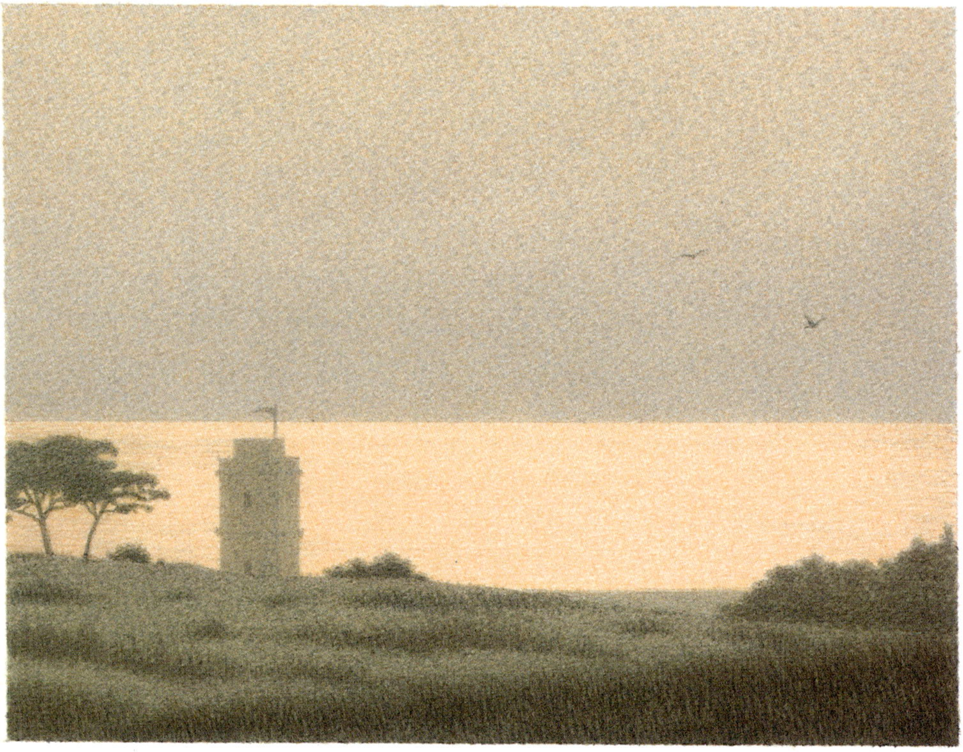

»Willst du eine alte Geschichte hören oder eine neue?« fragte der Großvater.

Matti setzte sich und nahm den Großvater auf den Arm.

»Eine neue bitte.«

Und der Großvater erzählte eine neue Geschichte, die von den drei Töpfen des Teufels handelte.

21

Als die Geschichte zu Ende war, stand der Anführer der Piraten am Guckloch.

»Wollt ihr uns jetzt sagen, wo der Schatz ist?« sagte er.

»Die Münze hatte ich immer schon«, antwortete der Großvater.

»Ihr werdet verhungern!«

Matti hatte inzwischen wirklich Hunger.

Sie probierten den Maiskolben, aber die Körner waren zu hart. Der Großvater sagte:

»Mach sie einzeln ab und bring sie hierher zum Fenster!«

Matti tat, was der Großvater gesagt hatte, der Großvater stellte das gewölbte Glas in einem ganz bestimmten Winkel auf und stützte es mit einem Stück Holz. So fiel ein Sonnenstrahl durch das Glas und warf einen blendend hellen Lichtfleck auf den Fenstervorsprung.

»Leg ein Körnchen dorthin«, sagte der Großvater.

Matti legte es hin und wartete. Nach einer Weile – paff! – quoll das Körnchen auf zu einer Maisflocke. Matti nahm sie und steckte sie in den Mund; sie war weich und schmeckte vorzüglich.

Eins nach dem anderen wurden die Körnchen in der Sonne geröstet, und der Hunger verging.

Dann kam der Abend. Die Piraten sangen im großen Turmzimmer und tranken aus kleinen Metallbechern süßen Wein. Dann fielen sie betrunken zu Boden, bis auf zwei oder drei, die aufblieben, um vor der Zellentür Wache zu halten.

Matti schaute durch das Guckloch und fragte:
»Wie heißt ihr?«
»Schmachtlappen«, sagte einer.
»Gibraltar«, sagte ein anderer.
»Gänsemaul«, sagte noch einer, denn sie waren zu dritt.
»Ist es schön, Pirat zu sein?«
»Ja, man langweilt sich nie«, sagte Schmachtlappen.
»Und werdet ihr nie seekrank?«
»Wer seekrank wird, taugt nicht zum Piraten!« sagte Gänsemaul.

Matti hätte gerne weitergefragt, aber er war müde geworden. Er streckte sich auf der Holzpritsche der Zelle aus. Auch der Großvater schlief und schnarchte ein wenig. Aber noch lauter schnarchten draußen die Piraten, voll von rotem Wein.

22

Früh am Morgen krähte kein Hahn, denn es gab dort keine Hähne.

Der Großvater weckte Matti und sagte mit leiser Stimme: »Wach auf! Wir laufen davon.«

Matti war mit einem Satz in der Höhe.

»Und wie stellst du dir das vor, Großvater? Die Tür ist zu, und durchs Fenster kommen wir nicht durch!«

»Warte ab«, sagte der Großvater und ging zur Tür.

»He, psst!« machte er, und sofort erschienen die Gesichter von Schmachtlappen, Gibraltar und Gänsemaul am Guckloch.

»Was willst du?« sagten sie und mußten hinunterschauen, denn der Großvater maß nur noch zwei Handbreit.

»Wenn ihr einen Wettkampf mit uns macht und gewinnt, verrate ich euch, wo der Schatz ist!« sagte der Großvater.

Die drei Piraten schauten einander an.

»Was für einen Wettkampf?« fragten sie leise, um die anderen Piraten nicht zu wecken.

»Glaub nur nicht, daß die Tür aufgemacht wird!«

»Ist es ein Wettkampf mit Karten?«

»Nein«, sagte der Großvater. »Es ist ein Wettkampf im Seilziehen.«

»Und wie soll der gehen?«

»Wir zwei von hier drinnen, ihr von draußen«, sagte der Großvater. »Ihr steckt ein starkes Seil durch das Guckloch an der Tür und haltet ein Ende fest. Dann zieht ihr von draußen, und wir ziehen von drinnen, und wem es gelingt, den Gegner zwei Schritte zu sich herüberzuziehen, hat gewonnen!«

»Und wenn wir gewinnen, sagst du uns, wo der Schatz ist?« fragte Schmachtlappen.

»Darauf könnt ihr euch verlassen.«

»Und wenn wir verlieren?« fragte Gänsemaul. »Du verlangst doch nicht, daß wir die Tür aufmachen, was?«

»Nein, nein, wir spielen nur, weil uns langweilig ist!« sagte der Großvater.

Die drei Piraten berieten mit leisen Stimmen und spähten zu den anderen hinüber, die noch schliefen.

»Einverstanden«, sagten sie schließlich, holten ein Seil, führten es durch das Guckloch an der Tür und sagten:

»Fertig?«

Der Großvater zwinkerte Matti zu und sagte leise:

»Bind unser Ende am Fenstergitter fest, schnell!«

Und zu denen draußen, laut:

»Noch einen Moment, bitte!«

Matti band in aller Eile das Seil um die Eisenstäbe und stellte sich wieder neben den Großvater.

»Und jetzt?« fragte er flüsternd.

»Jetzt ziehen wir, aber ebenfalls in die richtige Richtung!«

»Fertig?« riefen die Piraten ungeduldig.

»Fertig!« rief der Großvater.

»Los!« riefen die Piraten und begannen, mit aller Kraft zu ziehen.

Matti und der Großvater, der jetzt winzig klein war, zogen in dieselbe Richtung, und das Fenstergitter brach heraus und stürzte in einer Staubwolke zu Boden.

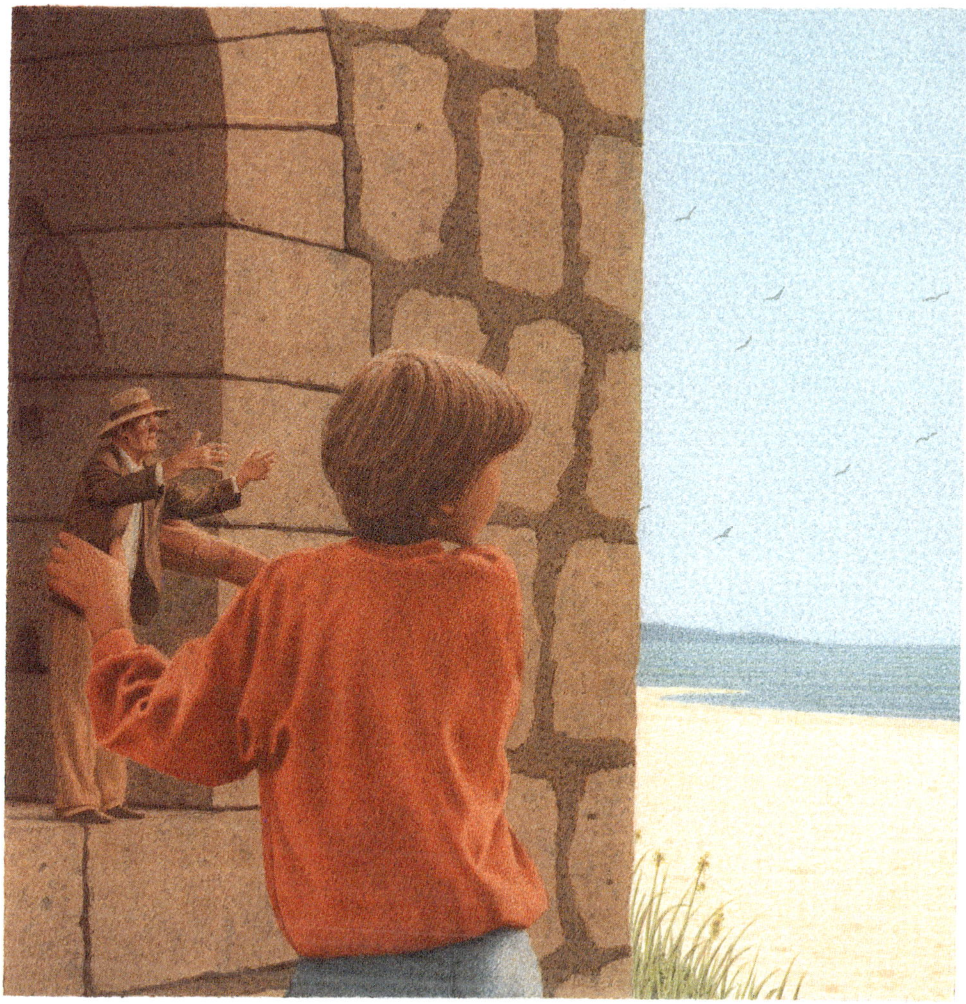

Matti und der Großvater sprangen durch das Fenster auf den Strand und liefen, so schnell sie konnten, davon.

23

Der Großvater war so winzig, daß er zurückblieb. Matti nahm ihn hoch und lief weiter. Hin und wieder schaute er zurück, um zu sehen, ob die Piraten näher kamen, doch er und Großvater waren schon in Sicherheit.

Matti lief und lief, sprang über Steine und Felsen und gelangte zu einer wunderschönen Bucht mit goldenem Sand. Dort hielt er an, um sich auszuruhen, mit dem Großvater im Arm, der wie eine Puppe in Männerkleidern aussah.

»Denen haben wir's gezeigt, was, Großvater?« sagte er.

»War nicht schwer«, antwortete der Großvater.

Sie schauten hinaus aufs Meer, das glatt wie ein Silbertablett dalag.

»Wirst du verschwinden, Großvater?« fragte Matti.

»Nein. Du wirst schon sehen«, sagte der Großvater und schaute wieder aufs Meer. Dann sagte er:

»Gehen wir nach Hause. Welchen Weg willst du nehmen?«

»Wie viele gibt es?« fragte Matti.

»So viele du willst«, antwortete der Großvater. »Den eingeschlossen, den wir gekommen sind.«

»Dann nehmen wir einen neuen«, sagte Matti.

Er stand auf und ging durch den Pinienhain, über eine Brücke, eine Straße entlang. Er trug den Großvater in Händen, denn der war zu klein, um im Wald oder im Gelände zu gehen. Matti hatte ihn auf eine Hand gesetzt und hielt die andere schützend darüber, damit er nicht fiel.

»Großvater?« sagte er.

»Ja, Matti?«

»Warum hast du, wo du jetzt so klein bist, immer noch die gleiche Stimme wie früher?«

»Was meinst du damit?«

»Deine Stimme müßte doch auch kleiner sein, verstehst du?«

»Ein bißchen kleiner ist sie«, sagte der Großvater. »Aber du hörst sie gut, weil du gute Ohren hast.«

»Da vorne ist das Sonnenblumenfeld! Wir sind wieder bei den Sonnenblumen, Großvater!«

»Vielleicht ist es dasselbe Feld, vielleicht ein anderes. Traust du dir zu, es zu durchqueren?«

»Ja.«

Matti ging langsam, den Großvater in Händen, und suchte nach der richtigen Richtung. Von vorne hörte er das Geräusch des Flusses, und er folgte ihm, zwischen den großen, runden, duftenden Blumen hindurch.

Das Geräusch das Flusses kam immer näher.

»Da sind wir!« sagte Matti, als er aus dem Feld auf die kleine Straße am Ufer des Flusses trat. »Und da ist auch die Brücke, schau!«

»Willst du ein wenig bleiben, um dich auszuruhen, Matti?« fragte der Großvater, als sie auf dem höchsten Punkt der Brücke angelangt waren.

»Ja«, sagte Matti. »Und um die Sonne anzuschauen.«

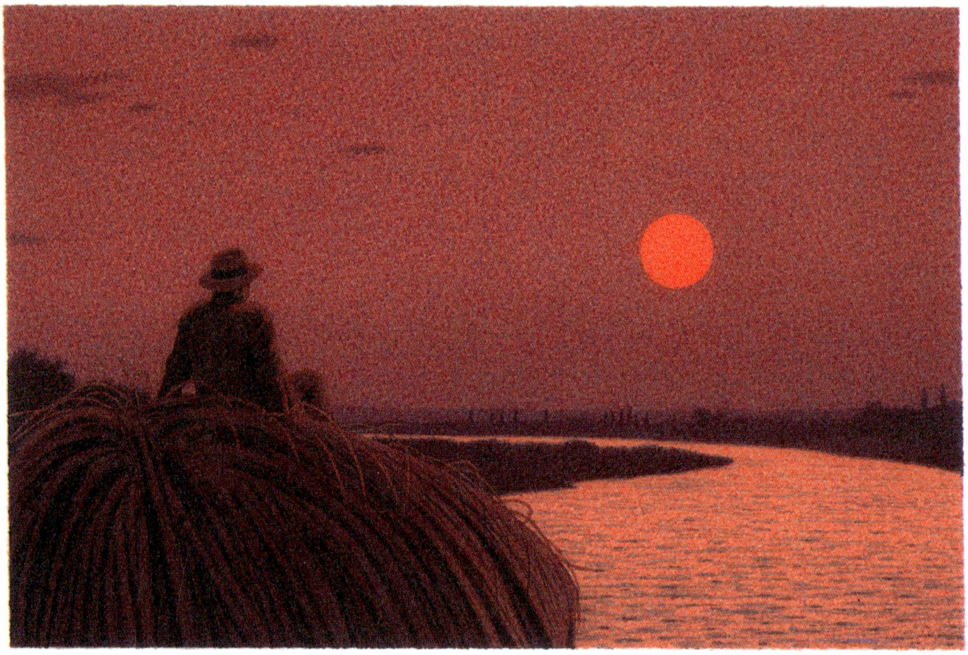

24

Matti setzte sich mit dem Rücken gegen das Brückengeländer. Er schaute in die rote Sonne über dem Horizont; es war Sonnenuntergang.

»Heb mich ein wenig hoch, bitte!« sagte der Großvater. »Von hier sehe ich nicht gut.«

»Willst du auf meinem Kopf sitzen, Großvater?« fragte Matti.

»Gute Idee! Da werde ich sitzen wie in einer Wiese!« sagte der Großvater.

Matti setzte ihn behutsam in sein Haar. Der Großvater war eine Handbreit groß, vielleicht sogar weniger.

So blieben sie und beobachteten den Sonnenuntergang.

»Schön, nicht wahr?« sagte Matti.

»Ja«, sagte der Großvater.

Vor ihnen beschrieb der Fluß einen weiten Bogen, und auch das Wasser war rot wie der Himmel. Rot und gelb und orange.

»Wer weiß, wo Halunke jetzt ist«, sagte Matti, aber die Antwort des Großvaters hörte er nicht mehr, denn er schlief ein. Er schlief ein paar Minuten, oder vielleicht eine Stunde. Ein frischer Wind weckte ihn, und er sah, daß sich der Himmel von Dunkelrot zu Blau verfärbt hatte. In dem Blau leuchteten ein paar Sterne.

Er spürte den Großvater nicht mehr im Haar, und sein Herz begann wild zu pochen.

»Großvater!« rief er.

»Ja, Matti?«

»Ah, da bist du ja!«

»Natürlich bin ich da. Du hast ein wenig geschlafen, stimmt's?«

»Ja.«

»Hast du geträumt?«

»Ich glaub schon, aber ich kann mich nicht erinnern.«

»Schau die Sterne an, Matti. Erkennst du sie?«

Matti schaute hinauf.

»Das ist der Große Wagen, stimmt's?« sagte er und zeigte auf ein Sternbild. »Das hast du mir erklärt, als ich noch kleiner war.«

»Ja, ich erinnere mich.«

Matti sagte nichts mehr, denn er fragte sich, wie der Großvater jetzt wohl aussah. Er spürte nicht das geringste Gewicht auf seinem Kopf.

»Jetzt müssen wir gehen«, sagte der Großvater.

Matti wollte ihn herunternehmen, aber er fand ihn nicht.

»Wo bist du?« fragte er.

»Ich bin hier. Such mich vorsichtig!«

Matti tastete mit größter Vorsicht in seinen Haaren herum. Der Großvater hatte genau die Größe eines Pfefferminzbonbons. Matti nahm ihn behutsam herunter und schaute ihn sich im spärlichen Abendlicht an. Er sah ihn kaum und spürte nur ein Kitzeln auf der Handfläche: wie bei der Mücke im Pinienhain.

»Was sollen wir jetzt machen, Großvater?« fragte Matti. »Ich hab Angst, dich zu verlieren, so klein wie du bist. Soll ich dich in die Tasche stecken?«

»Lieber nicht.«

»Was dann?«

»Warten wir noch ein wenig«, sagte der Großvater. »Laß mich erst mal in der geschlossenen Faust, und gehen wir nach Hause. Du wirst sehen, wir werden eine Lösung finden.«

Matti schloß langsam und vorsichtig seine Hand zur Faust und machte sich, die Brücke hinunter, auf den Weg. Von da an kannte er die Straße.

Sie kamen durch das Dorf, wo der Markt gewesen war; niemand war mehr dort, und die Straßen waren still und dunkel.

Hin und wieder sagte Matti etwas, nur um die Stimme des Großvaters zu hören.

»Es ist kein Markt mehr, Großvater.«

»Tja, es ist spät.«

Und ein wenig weiter:

»Da stehen Laternen an der Straße, am Fluß entlang, Großvater.«

»Gut so. Da tut man sich beim Gehen leichter, Matti.«

Und dann wieder:

»Jetzt sind wir am Kanal, Großvater.«

»Wo der kleine Steg ist?«

»Ja.«

»Dann sind wir bald zu Hause.«

Matti ging weiter und spürte nichts mehr in der Faust.

»Großvater?« sagte er.

»Ja, Matti?«

»Nichts. Ich wollte dich nur hören.«

»Hier bin ich«, sagte der Großvater. »Und ich dufte nach Pfefferoni!«

Matti blieb wie angewurzelt stehen. Sie befanden sich genau unter einer Laterne.

»Was hast du gesagt? Du duftest nach Pfefferoni?«

»Tja«, sagte der Großvater in der Faust.

Matti führte die Hand ans Gesicht und machte sie langsam und vorsichtig auf: Er sah nichts.

»Großvater«, sagte er mit schwacher Stimme.

»Ich bin hier«, sagte der Großvater, unsichtbar.

»Ich seh dich nicht, Großvater.«

»Weil ich noch kleiner geworden bin. Ich bin aber da.«

»Was sagtest du von Pfefferoni?«

»Riechst du nichts?«

»Nein.«

»Wirklich nicht? Atme tief ein, Matti!«

Matti führte die Handfläche zur Nase.

»Ich rieche nichts, Großvater.«

»Tiefer!« sagte der Großvater. »Du mußt die Luft fest einziehen, so wie ich es mit dem Tabak gemacht habe, erinnerst du dich?«

Da holte Matti tief Luft und spürte, wie sie durch die Nasenlöcher hinaufstrich.

»Ich rieche immer noch keine Pfefferoni«, sagte er.

»Es sind auch keine da«, sagte der Großvater, aber seine Stimme kam nicht mehr aus der Hand; sie klang wie von irgendwo ringsum, oder als wäre sie in Matti drinnen.

»Was ist passiert, Großvater?« fragte er.

»Ich hab einen kleinen Trick angewandt, Matti. Ich hab dich tief Luft holen lassen, um in dich hineinzukommen. Wenn ich dir gesagt hätte, du solltest mich in den Mund nehmen, hättest du es, glaube ich, nicht getan, oder es wäre dir jedenfalls unangenehm gewesen.«

»Dann bist du jetzt in mir drinnen?«

»Ja.«

»Und das ist deine Stimme?«

»Ja, aber die hörst jetzt nur noch du.«

»Und wie geht's dir, Großvater?«

»Ausgezeichnet, Matti. Ein Junge ist ein wunderbarer Ort zum Wohnen.«

Matti schwieg eine Weile und dachte nach.

»Jetzt gehen wir nach Hause, oder?« sagte er schließlich.

»Ja, es ist Zeit«, sagte der Großvater.

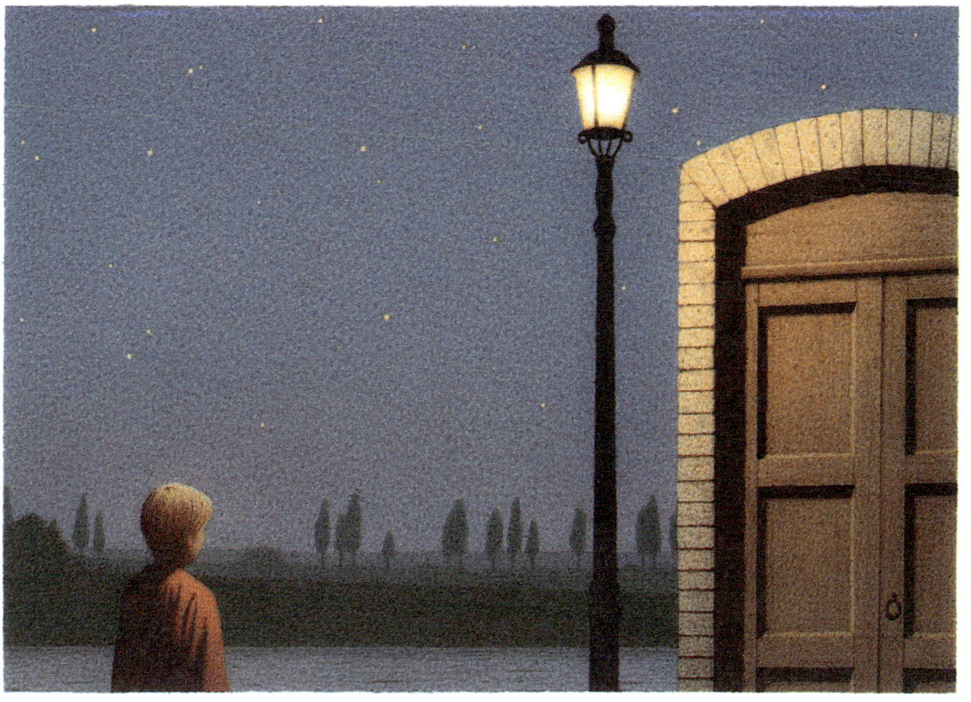

25

Unter einer Laterne, zwanzig Meter weiter vorne, stand eine Tür; sie war einfach da, am Ufer des Flusses, aber Matti kannte sie.

Er ging hin, öffnete sie und trat ein.

Im Zimmer des Großvaters war alles so, wie er es verlassen hatte: Mama, Papa, zwei Onkel, sechs Enkel und ein paar Freunde der Familie. Manche weinten, andere hatten gerade geweint.

Im Bett lag der Großvater, reglos und blaß.

Matti ging zwischen den anderen durch und stellte sich

wieder neben Mama, genau an die Stelle, wo er vor dem Spaziergang gestanden war. Er schaute nach oben, um zu sehen, ob die Fliege da war; aber er sah sie nicht.

Er schaute den Großvater im Bett an und sah, daß er sehr reglos und sehr blaß war.

»Großvater«, sagte er mit seiner allerleisesten Stimme.

»Ja?« sagte der Großvater.

»Wo bist du?«

»Ich bin hier.«

»Hier, nicht dort, stimmt's?«

»Natürlich«, sagte der Großvater. »Das dort ist die Exuvie.«

»Ich hatte schon verstanden«, sagte Matti und lächelte ein wenig.

Dann hörte er einen tiefen Atemzug. Er schaute Mama an, die ein trauriges Gesicht machte, und gab ihr die Hand. Sie schaute ihn an und drückte sie.

An jenem Tag, und auch an dem darauffolgenden, waren alle sehr traurig.

Aus Respekt vor ihrer Traurigkeit lachte auch Matti nicht, obwohl ihm der Großvater manchmal sehr lustige Dinge erzählte.

Nachdem sie die Exuvie zum Friedhof gebracht hatten, nahm Papa Matti beiseite und sagte zu ihm:

»Du hast den Großvater sehr gern gehabt, nicht wahr?«

»Natürlich hab ich ihn gern«, sagte Matti.

Papa war etwas verblüfft und schaute ihn eine Weile schweigend an.

»Nun, jetzt ist er nicht mehr«, sagte Papa. »Aber ...«

Matti schaute ihn erwartungsvoll an.

Es schien so, als wollte Papa etwas sagen und wüßte nicht wie.

»Willst du sagen, daß er doch noch da ist?« fragte Matti.

Papa preßte die Lippen zusammen.

»Ja, genau … Ein Mensch, den wir lieben, bleibt immer bei uns«, sagte er. »Das ganze Leben lang, verstehst du?«

Matti lächelte und zog seinen Vater ein wenig am Bart, wie er es oft zum Spaß tat.

Und sagte:

»Ja, ich weiß.«

Roberto Piumini, 1947 in Edolo in der Nähe von Brescia geboren, zählt zu den wichtigsten italienischen Kinderbuchautoren der Gegenwart. Seine vielfach preisgekrönten Bücher wurden unter anderem ins Englische, Französische und Spanische übersetzt – aber noch nie ins Deutsche.

Quint Buchholz, geboren 1957 in Stolberg, studierte Malerei und Grafik an der Kunstakademie in München. Für seine Kinderbuchillustrationen wurde er bereits mehrfach ausgezeichnet, so im Rahmen des Deutschen Jugendliteraturpreises, des Troisdorfer Bilderbuchpreises, des Hans Christian Andersen-Preises und der Biennale von Bratislava.

Ebenfalls im Hanser Kinderbuch:

Peter Sis
Der kleine Wal und das Meer

32 Seiten

ISBN 3-446-17505-9

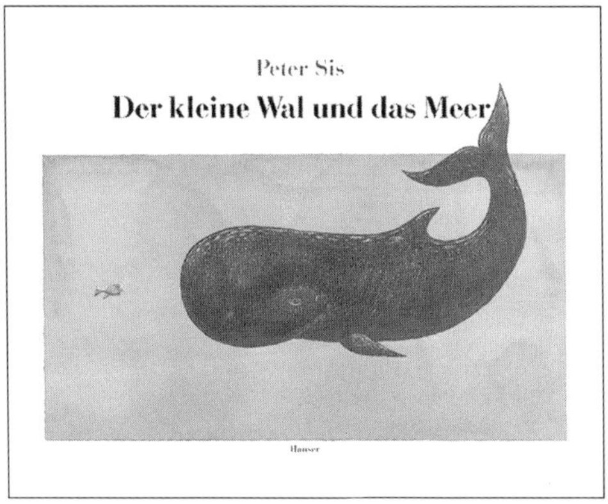

Der kleine Wal wird im See-Aquarium aufgezogen. Wenn er, nein: wenn *sie* groß ist, denn es handelt sich um ein weibliches Tier, soll sie in die Freiheit entlassen werden, ins Meer, zu den anderen Walen. Das Problem ist nur, bis dahin hat sie unzählige Menschen gesehen – aber noch nie einen Artgenossen. So muß es auf der Suche nach ihnen zu Irrtümern kommen, denn längst nicht alles, was wie ein Wal aussieht, muß auch einer sein. Von solchen – wahrscheinlichen und unwahrscheinlichen – Irrtümern, aber auch vom glücklichen Ende der Suche des kleinen Wals erzählt Peter Sis.

Ein Bilderbuch über das Verlorensein und die Sehnsucht, ohne Worte, dafür mit Bildern, die jedes für sich eine Geschichte erzählen.

Ebenfalls im Hanser Kinderbuch:

Janwillem van de Wetering
Die kleine Eule
und der Weg ins Leben
Mit farbigen Bildern von Jutta Bauer
48 Seiten
ISBN 3-446-17521-0

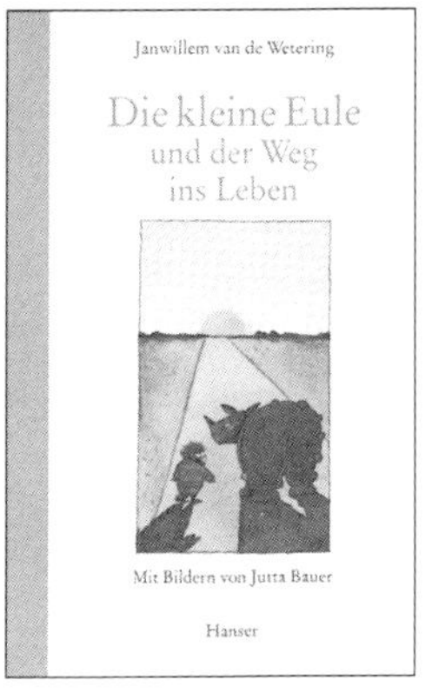

Wissen, worauf es im Leben ankommt, und klug darüber reden, ist eine Sache, das Richtige auch tun eine ganz andere. Auch der kleinen Eule und ihren Freunden bleibt diese Erfahrung nicht erspart. Doch klug, wie sie sind, wissen sie: Man muß es immer aufs neue versuchen. Und am besten zusammen!

Janwillem van de Wetering hat eine Geschichte geschrieben, die man als kleine Einführung in den Zen-Buddhismus lesen kann – aber nicht muß. Dann ist es immer noch eine wunderbar klare Fabel über die Frage, was im Leben wirklich wichtig ist – nicht nur für Kinder.

Ebenfalls im Hanser Kinderbuch:

Trude de Jong
Lola der Bär

Mit Zeichnungen von Rotraut Susanne Berner
112 Seiten
ISBN 3-446-17503-2

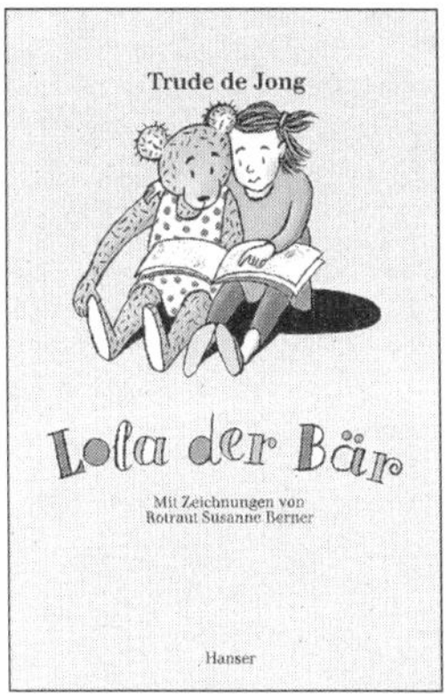

Erst ist Nora gar nicht so begeistert von dem Teddybär mit Namen Lola. Doch bald merkt sie, Lola ist was ganz Besonderes. Lola ist klug, Lola kann sprechen (und zuhören!), Lola kann lachen und erstklassig trösten, und vor allem: sie kann toll mit Noras Papa umgehen, manchmal fast besser als Nora selbst. Lola darf sogar mit ihm schimpfen und an seinen Kochkünsten herumnörgeln. Dabei kann Papa sie nicht mal hören! Lola spricht nämlich nur mit Nora. Und die sagt Papa dann Bescheid, was Lola ihm zu sagen hat.

Das etwas andere Bärenbuch über einen etwas anderen Bär. Besonders zu empfehlen für vorlesende Väter.

Von der deutschen Akademie für Kinder- und Jugendliteratur als Buch des Monats Dezember '93 ausgewählt.

Ebenfalls im Hanser Kinderbuch:

Amos Oz
Sumchi – Eine wahre Geschichte über Liebe und Abenteuer

Mit Bildern von Quint Buchholz
96 Seiten
ISBN 3-446-17391-9

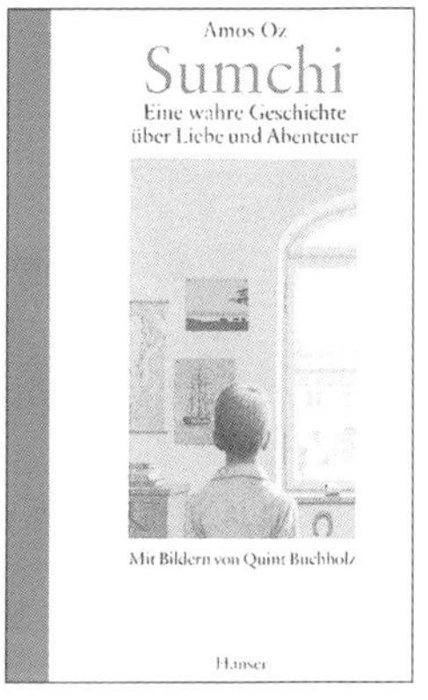

»Einmal bekam ich ein Fahrrad geschenkt und tauschte es gegen eine Eisenbahn, für die ich einen Hund bekam, an dessen Stelle ich dann einen Spitzer fand, den ich gegen Liebe hergab. Doch auch das ist nicht die volle Wahrheit, denn die Liebe gab es die ganze Zeit, schon bevor ich meinen Spitzer herschenkte …«

Eine Hans-im-Glück- und eine Liebesgeschichte, eine Geschichte von der Sehnsucht (nach dem Land Ubangi-Schari tief in Afrika) und vom Erwachsenwerden, ein Buch für Kinder, aber längst nicht nur – und vielleicht das persönlichste des Friedenspreisträgers des Deutschen Buchhandels.

Von der ZEIT und Radio Bremen ausgezeichnet mit dem »Luchs«.